D1828648

Karin Schutt

Wasser

Quelle für Schönheit und Wohlbefinden

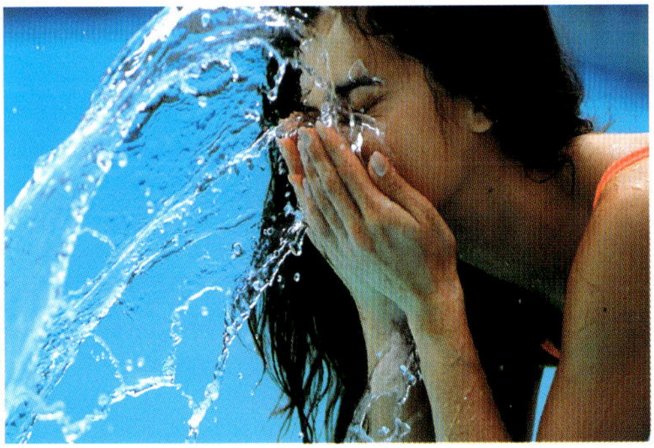

Die Heilkräfte des Wassers gezielt nutzen

- Wassergymnastik für eine straffe Figur
- Beschwerden und Streß einfach »wegspülen«
- Mit Thalassotherapie für zu Hause

GU GRÄFE UND UNZER

Inhalt

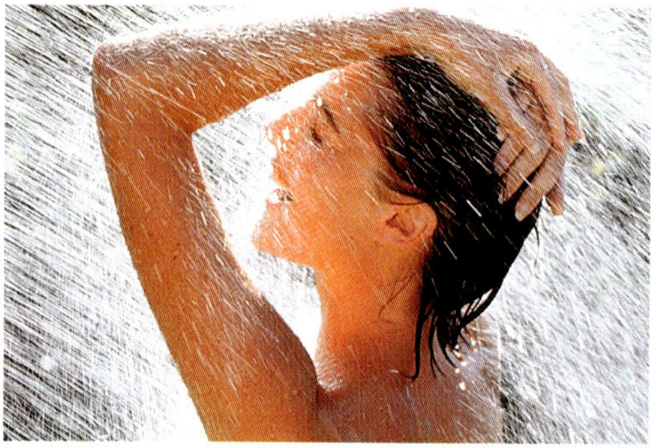

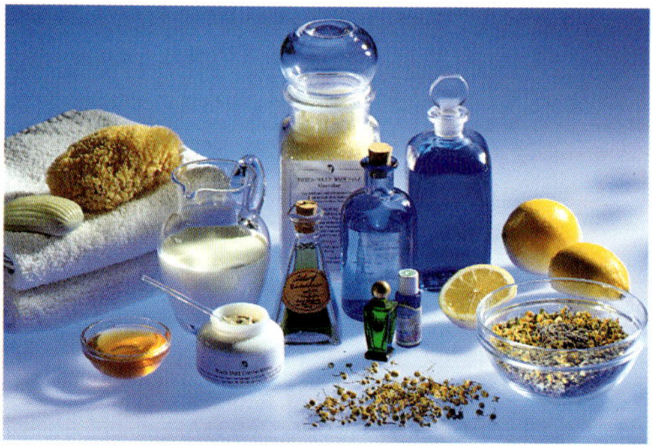

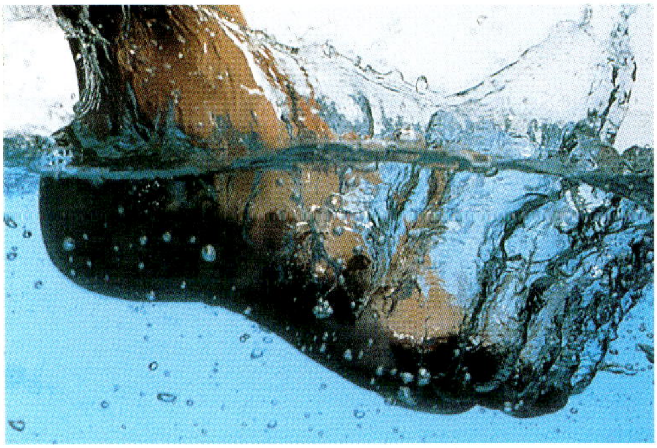

Wichtiger Hinweis

Wasser ist ein Schönheits- und Heilmittel mit großer Wirkung. Die hier vorgestellten Anwendungen dienen vor allem dazu, das äußere Erscheinungsbild von Haut und Haaren zu verbessern, die Gesundheit zu bewahren und das Allgemeinbefinden zu stärken. Die Wasseranwendungen helfen auch, leichten, streßbedingten Alltagsbeschwerden wie Nervosität, Verspannungen und Erschöpfungszuständen entgegenzuwirken. Obwohl Wasser das natürlichste Gesundheitsmittel überhaupt ist, sind seinen heilsamen Reizen Grenzen gesetzt. Dies trifft inbesondere auf plötzlich auftretende Beschwerden während der Behandlung wie auch auf wiederkehrende chronische Beschwerden zu. Außerdem erfordern sowohl die inneren wie auch die äußeren hydrotherapeutischen Maßnahmen die Beachtung gewisser Regeln, die Sie entweder im Buch vermerkt vorfinden, oder die sie im Zweifelsfall bei Ihrem Arzt erfragen sollten. Sämtliche Empfehlungen, Übungen und Anwendungen in diesem Buch ersetzen keinesfalls die Behandlung gesundheitlicher Störungen durch einen erfahrenen Arzt oder Therapeuten.

Ein Wort zuvor

Wasser ist der Stoff, aus dem wir gemacht sind. So wie bei Aphrodite, der Schaumgeborenen, liegt auch unser Ursprung im Meer, jener salzhaltigen Ursuppe, deren Bestandteile noch heute in unseren Körperzellen zu finden sind. Und Trinkwasser, diese farb-, geruch- und geschmacklose Flüssigkeit, ist das Lebenselixier, ohne das wir nicht mal drei Tage überleben würden.

Ganz abgesehen von der Lebensnotwendigkeit des Wassers, besitzt das kostbare Naß darüber hinaus noch besondere Kräfte, die für unsere Gesundheit, unsere Schönheit und unsere seelische Stimmung äußerst nützlich sind. Wie kaum ein anderes Element beeinflußt Wasser unser Wohlbefinden auf so vielfältige Weise: Es stärkt die körpereigenen Abwehrkräfte; es leitet aus, was nicht in den Körper gehört; es verhilft zu reiner, rosiger Haut und verleiht ein strahlendes Aussehen; es bringt die Figur in Form und überflüssige Pfunde zum Verschwinden; es macht fit und kann zu Höchstleistungen verhelfen – all dies ist mit und durch Wasser möglich.

Mit dem vorliegenden Buch möchte ich Ihnen die vielseitigen Möglichkeiten des nassen Elements näherbringen und seinen unschätzbaren Wert als Gesundheits- und Schönheitsmittel zeigen. Sie finden viele nützliche Tips, Übungen und Rezepte für »innen und außen«, um Ihren Körper auf natürliche Weise zu erfrischen, zu entspannen, zu heilen und zu verschönern. Da Wasser auch auf Geist und Psyche wirkt, können Sie durch Wasseranwendungen auch Ihr inneres Gleichgewicht wiederherstellen und stabilisieren.

Zum Schluß bedenken Sie bitte noch folgendes: Wir wissen zwar, daß es ohne Wasser auf der Erde kein Leben gäbe. Doch den richtigen Umgang mit dem kostbaren Element müssen die meisten von uns erst wieder lernen. Während dem Wasser in vergangenen Zeiten mit großer Ehrfurcht begegnet wurde, neigen wir heute dazu, es als etwas allzu Selbstverständliches und lediglich für unsere wirtschaftlichen Zwecke Nützliches zu sehen. Damit Wasser für uns weiterhin Heil- und Nahrungsmittel sein kann, muß es aber selber heil bleiben.

Karin Schutt

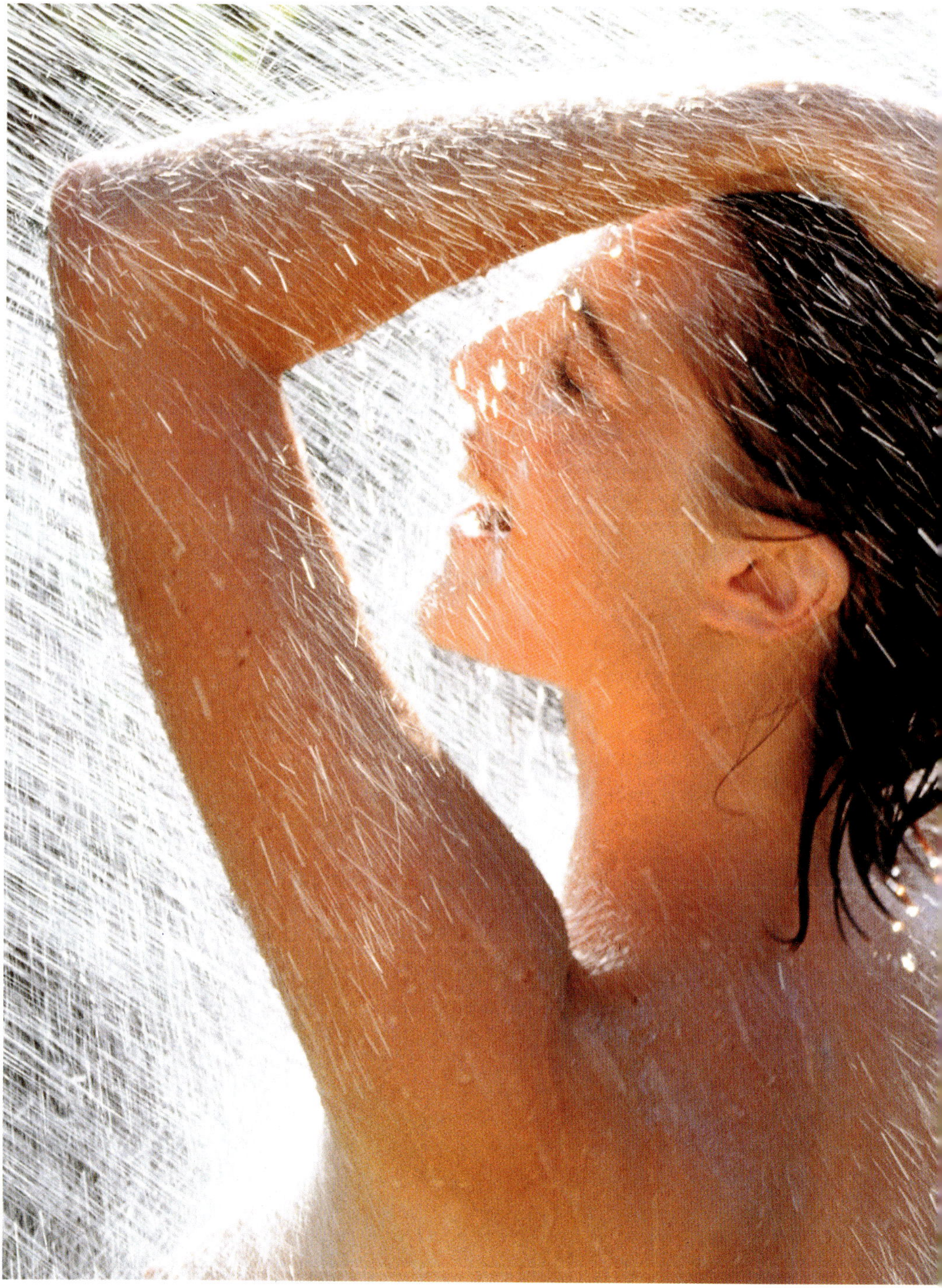

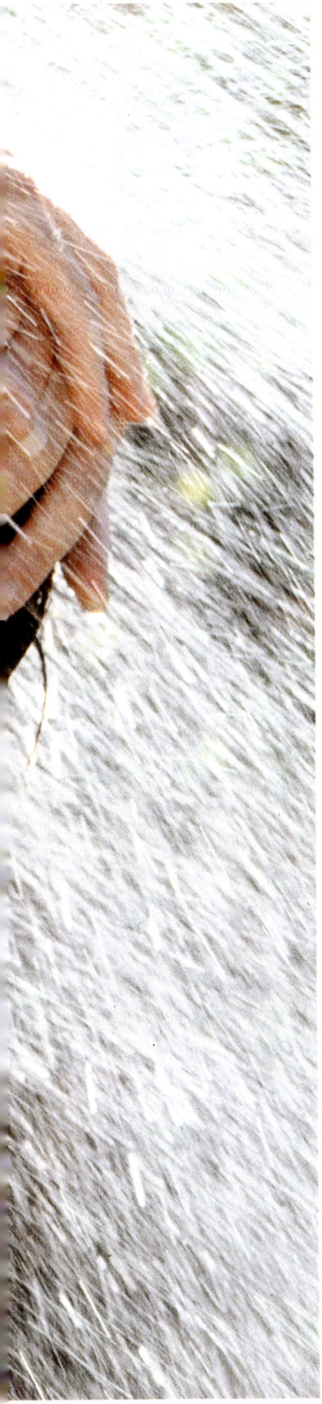

Wasser – Quell des Lebens

Wasser – es ist nicht so, daß man
dich zum Leben
braucht: Du selbst bist das Leben!
Du durchdringst
uns als Labsal, dessen Köstlichkeit
keiner unserer
Sinne auszudrücken fähig ist.
Durch dich kehren
uns alle Kräfte zurück, die wir schon
verloren gaben.
Dank deiner Segnung fließen in uns
wieder alle
bereits versiegten Quellen der Seele.
Du bist der
köstlichste Besitz der Erde.
(Antoine de Saint-Exupéry)

Wasser verbirgt sich in nahezu jeder Materie, es läßt sich kaum zerstören, verschwindet nicht, formt das Antlitz unserer Erde, überschwemmt ganze Regionen, ertränkt, überflutet, aber es ist dennoch unser wichtigstes Lebensmittel – und das im wahrsten Sinne des Wortes.

Wasser ist kostbar

Kristallklar, kühl und erfrischend – Wasser ist ein faszinierendes Element, und es ist unser Lebenselixier. Wir müssen davon trinken, um Treibstoff für Körper, Geist und Seele zu tanken. Wir reinigen uns mit Wasser und waschen unsere Kleidung und Wohnungen damit. Wir brauchen es zum Kochen und bewässern trockene Erde, um Pflanzen zum Wachsen zu bringen. Die unbändigen Kräfte des Wassers lassen sich auch zu Strom und Wärme umwandeln. Die Notwendigkeit und Vielfalt seiner Verwendungsmöglichkeiten sollten uns tagtäglich klarmachen: Wasser ist unschätzbar wertvoll und durch nichts zu ersetzen.

Die Erde ist durch das Wasser vom All aus gesehen blau.

Unser blauer Planet

Jeder kennt die Bilder, die uns schon oft via Satelliten auf den heimischen Bildschirm gesendet wurden. Vom Weltraum aus betrachtet, ist unser Planet eine fast ausschließlich blaue Kugel. Obwohl Wasser eine farblose Flüssigkeit ist, erhält es in größeren Ansammlungen – wie in Seen, Flüssen und Meeren – eine bläuliche Färbung.

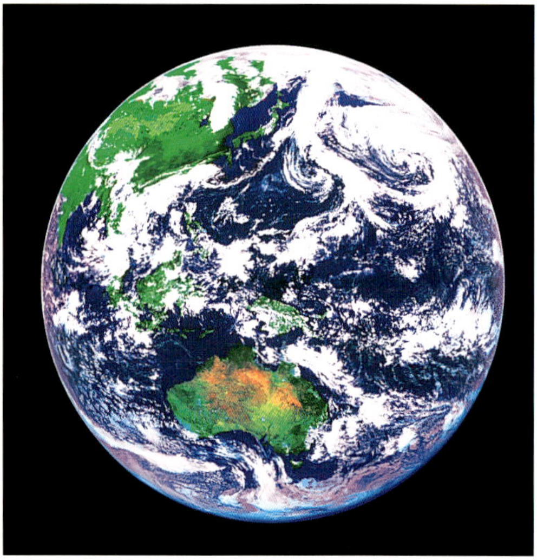

Etwa zwei Drittel des Erdballs werden vom Wasser überflutet, und meist ist auch ein großer Teil der Landmasse mit gasförmigem Wasser, den Wolken, bedeckt.

Hinzu kommt das ewige Eis der Pole und höchsten Berggipfel, und selbst in den tiefen Schichten unserer Erde läßt sich das kostbare Naß noch finden.

Ohne Wasser kein Leben

Vielleicht wissen es noch einige von uns aus dem Chemieunterricht. Wasser gibt es in drei Zustandsformen: fest, flüssig und gasförmig. Es besteht aus drei kleinsten Materieteilchen, den Atomen, und zwar aus zwei Wasserstoffatomen und einem Sauerstoffatom. Die chemische Formel dafür lautet H_2O.

Ohne diesen Urstoff gäbe es kein Leben, denn aus ihm konnte sich alles Lebendige auf unserem Planeten entwickeln. 75 Prozent der Erdoberfläche sind von Wasser bedeckt, und auch der Mensch, der auf ihr lebt, besteht zu fast drei Vierteln aus Wasseranteilen.

Aus Wasser hat sich alles Leben entwickelt

Nahezu alle biologischen Vorgänge der Erde sind vom Wasser abhängig. Es ist der Stoff, aus dem wir gemacht sind, und es ist das Nahrungsmittel, das Pflanzen, Tiere und Menschen mit lebensnotwendigen Substanzen versorgt.

Warum ist Wasser so kostbar?

Nahezu 97 Prozent allen Wassers auf der Erde ist Meerwasser, das wir allerdings nicht als Trinkwasser nutzen können, da der hohe Salzgehalt es für uns ungenießbar macht. Was wir als Lebenselixier brauchen, ist klares, reines Süßwasser, das sich durch bestimmte Inhaltsstoffe in besonderer Zusammensetzung auszeichnet. Nur drei Prozent allen Wassers erfüllen diesen lebenswichtigen Anspruch: Trinkbares Wasser, wie es uns die Natur zur Verfügung stellt, wird aus Seen und Flüssen oder aus dem Grundwasser, aus Quellen sowie unterirdischen Wasservorkommen gewonnen (siehe Seite 23). Wenn man nun bedenkt, daß die erwähnten drei Prozent lebensnotwendiges Trinkwasser nicht gerecht über den ganzen Erdball verteilt, sondern nur in bestimmten Gebieten vorkommen, so wird uns die Kostbarkeit des Wassers bewußt. Während Deutschland, Österreich und die Schweiz zu den regenreichsten Gebieten der Erde zählen, leiden Menschen in anderen Erdteilen unter extremer Wasserknappheit. Doch selbst bei uns kommt es in einigen Regionen vor, daß in Sommermonaten mit geringen Niederschlägen Engpässe in der Wasserversorgung entstehen. Hinzu kommt die zunehmende Verschmutzung des Bodens, der Flüsse und Seen – unserer wichtigsten Lieferanten für Trinkwasser.

Nur drei Prozent unseres Wassers weltweit sind trinkbar

Wasser ist das wichtigste Lebensmittel

Ohne Wasser überleben wir nur drei Tage

Wie stark wir vom Wasser als Lebensmittel abhängig sind, zeigt die berühmte Dreierregel für das menschliche Leben: Wir überleben 30 Tage ohne Nahrung, drei Minuten ohne Sauerstoff und nur drei Tage ohne Flüssigkeit. Ohne Wasser sind unsere Milliarden von Körperzellen nicht in der Lage, die Lebens- und Stoffwechselprozesse aufrechtzuerhalten. All dies geschieht im Körper ohne unser bewußtes Zutun. Uns bleibt lediglich die Aufgabe, für ausreichenden Nachschub an Flüssigkeit zu sorgen.

Das Wasser im Körper

Der Wasseranteil im Körper verändert sich mit dem Alter

Wir bestehen zu etwa 50 bis 70 Prozent aus Wasser, wobei der Anteil im menschlichen Körper von Alter und Geschlecht abhängig ist: Er beträgt bei einem Neugeborenen 80 Prozent, reduziert sich im Erwachsenenalter auf 60 Prozent und vermindert sich bei Senioren auf 40 bis 50 Prozent. Frauen haben dabei immer einen etwas geringeren Wasseranteil als Männer, weil sie naturgegeben über einen höheren Anteil an wasserarmem Fettgewebe verfügen. Zwei Drittel der gesamten Wassermenge des Körpers befindet sich in den Zellen, in denen die wichtigsten Lebensprozesse ablaufen. Der Rest fließt außerhalb der Zellen in den Venen und Arterien als Blut sowie in den Lymphbahnen als Lymphflüssigkeit.

Warum unser Körper Wasser braucht

Wasser erfüllt lebenswichtige Aufgaben im Körper

Wasser ist mit der wichtigste Stoff in unserem Körper. Die Aufgaben, die es erfüllt, sind vielfältig und lebensnotwendig:

- Für den Organismus ist Wasser ein ideales Lösungsmittel: Die Nahrung, die wir aufnehmen, wird vom Wasser verdünnt, und die darin enthaltenen Vital- und Nährstoffe werden über die Darmwand vom Blut aufgenommen.

● Der größte Teil des Austausches von Nähr- und Abfallstoffen in den Geweben ist vom Transportmittel Wasser abhängig. Das Körperwasser zirkuliert im ganzen Organismus, um die darin gelösten Nähr- und Wirkstoffe sowie Sauerstoff von Zelle zu Zelle zu befördern. Außerdem transportiert es die Abbauprodukte (Schlacken) aus dem Stoffwechsel zu den Ausscheidungsorganen (Blase und Nieren).

● Wasser hat zudem eine wichtige Reinigungsfunktion für den Körper, was mit den oben erwähnten Austauschprozessen zusammenhängt: Als Ort der Übergabe von Nähr- und Abfallstoffen spielt das Bindegewebe eine große Rolle, denn hier enden die allerfeinsten Haargefäße des Blutsystems, die Kapillaren. Im Bereich der venösen Kapillaren werden Schlacken in den Blutkreislauf aufgenommen. Allerdings ist dabei die Rücknahme an Stoffwechselschlacken geringer als die Abgabe von Nährstoffen, weshalb zunächst ein Teil der Abfallprodukte im Bindegewebe zurückbleibt, bevor sie mit dem Gewebswasser in die Lymphbahnen aufgenommen und schließlich über die Nieren ausgeschieden werden. Das »Reinigungsergebnis« hängt daher eng mit der Wassermenge im Körper und auch mit der Qualität des Wassers, das wir trinken, zusammen.

● Darüber hinaus brauchen wir Wasser für den Temperaturausgleich in unserem Körper. Sind unsere Muskeln durch körperliche Aktivität überhitzt, so nimmt in Stufe eins der relativ kühle Blutstrom die Muskelwärme auf und verteilt sie. Dauert die Überhitzung weiter an, tritt Stufe zwei in Kraft: Die Schweißdrüsen setzen Wasser frei und kühlen die Haut, indem die zur Verdunstung notwendige Wärmeenergie den Muskeln entzogen wird. Auf diese Weise wird die Wärme nach außen abgegeben und dafür gesorgt, daß die Körpertemperatur trotz extremer körperlicher Aktivität nicht kontinuierlich ansteigt, sondern relativ konstant bleibt.

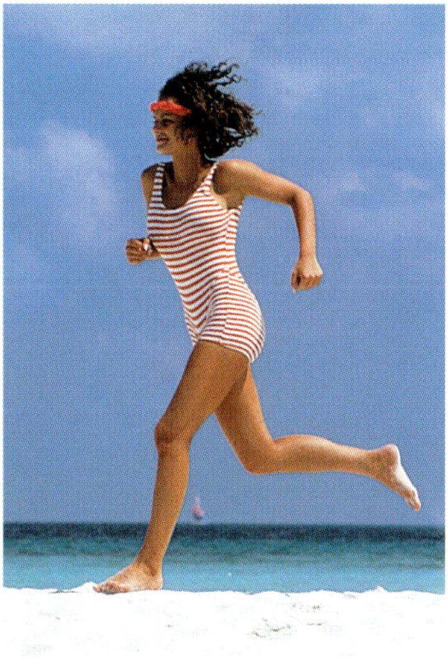

Ohne den Temperaturausgleich könnten wir keinen anstrengenden Sport ausüben.

Die natürlichen Heilkräfte des Wassers

Wasser ist nicht nur ein lebenswichtiger Stoff, sondern auch ein seit alters bewährtes Heilmittel. In fast allen Kulturen wurde es von Heilkundigen als innerlich verabreichtes oder äußerlich angewendetes Therapeutikum geschätzt. Der gesundheitsfördernde und heilende Nutzen des Wassers ist auch heute noch unbestritten und wird im Rahmen von Trink- und Badekuren ärztlich verordnet. Darüber hinaus wird dem Wasser in fast allen Religionen und Schöpfungsmythen von jeher eine ganz besondere Rolle zugeschrieben: Es gilt als Urquell des Lebens und wurde als Symbol für Reinheit und Reinigung betrachtet. Seit Jahrtausenden werden daher besondere Brunnen und Quellen als heilig und heilend verehrt.

Wasser: bewährtes Heilmittel und Urquell des Lebens

Kleine Geschichte der Wasserheilkunde

Das Wissen um die heilende Kraft des Wassers ist so alt wie die Menschheit selbst. Ob in den Steppen Afrikas, in der Wüste Australiens oder im regenreicheren Europa: Wasser war für alle Erdbewohner etwas Heiliges, weil sie wußten, daß ohne dieses Element kein Leben möglich war. Die Verehrung des Wassers als lebenspendender Quell war und ist auch heute noch Bestandteil vieler Weltreligionen, und rituelle Waschungen wurden zur inneren Reinigung und zu Heilzwecken in nahezu allen Kulturen durchgeführt.

In unserem Kulturkreis waren es zunächst die Griechen, die dem Wasser heilende Kräfte zusprachen. Im 5. Jahrhundert vor Christus strömten Kranke zu den Tempeln des griechischen Heilgottes Asklepios, um an heißen Thermen oder Mineralquellen ein reinigendes Bad zu nehmen und von der »Quelle des Vergessens« zu trinken. Schon damals wurden körperliche Leiden mit Wasserbädern und Trinkkuren, aber auch mit Aderlaß und Heilgymnastik zu heilen versucht. Die Griechen weihten die Römer in die Wasserheilkunst ein, die daraus einen wahren Kult machten: Es entstanden über tausend öffentliche Badepaläste, die mit Badewannen aus-

Seit dem 5. Jahrhundert wird Wasser in Europa als Heilmittel genutzt

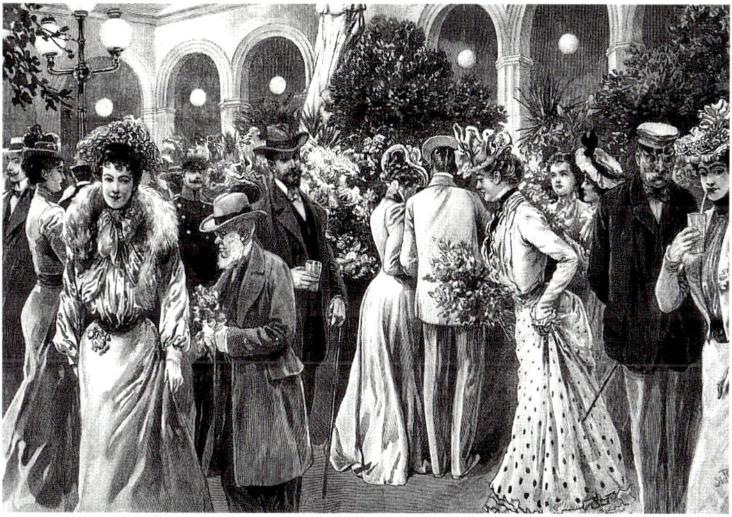

Auch um die Jahrhundertwende war der Anfang des 18. Jahrhunderts entstandene Kurort Karlsbad ein beliebter Ort für Trinkkuren.

gestattet und mit Thermalwasser gefüllt waren. Mit der Ausbreitung des Römischen Reichs gelangte die antike Badekultur zu uns, und nahe der Garnisonsstädte entstanden die ersten Kurorte.

Bade- und Trinkkuren

Die Badekuren im Mittelalter dienten nicht nur der Heilung von Kranken, sondern auch der Lust am Baden in warmem, wohltuendem Wasser. Die ungetrübte Badelust wurde jedoch durch das Aufkommen von Krankheiten wie Cholera, Pest und Syphilis getrübt, deren Erreger sich insbesondere in verunreinigtem warmem Wasser vermehrten. Die Angst vor den todbringenden Krankheiten ließ ein neues Bewußtsein entstehen und den Kontakt mit Wasser vermeiden: Puder und Parfum statt Wasser und Baden war fortan das Motto des 17. Jahrhunderts. Trotzdem ließ sich die Heilkraft bestimmter Wässer nicht von der Hand weisen, allerdings ging man zu Beginn des 18. Jahrhunderts eher von seinen inneren Heilmöglichkeiten aus. Die ersten Trinkkuren in Karlsbad, Kissingen und Reichenhall entstanden, da in dieser Zeit erstmals tiefe Bohrungen durchgeführt wurden, um an reines und mineralstoffhaltiges Wasser zu gelangen. Viele Orte kamen hinzu, und Ärzte verschreiben Trinkkuren heute bei Magen-, Darm- und Gallenleiden.

Die ersten Trinkkuren entstanden im 18. Jahrhundert

Die wichtigsten Vertreter der Wasserheilkunst

Obwohl im 17. Jahrhundert der Kontakt mit dem heilbringenden Naß verpönt war, ist es einigen Ärzten und Naturheilkundigen zu verdanken, daß die Wasserheilkunst in Deutschland nicht in Vergessenheit geriet.

Vater und Sohn Hahn

Die Begründer der Wassertherapie

Dr. Siegmund Hahn (1664 bis 1742) gilt als Begründer der Wassertherapie, und sein Sohn Dr. Johann Siegmund Hahn (1696 bis 1773) führte und entwickelte das Vermächtnis seines Vaters weiter. Sie verordneten ihren Patienten äußerliche Anwendungen in Form von Bädern, Duschen, Teil- und Ganzwaschungen sowie die innerliche Einnahme des Heilmittels Wasser.

Vinzenz Prießnitz

Der Erfinder einer speziellen Wickeltechnik

Der schlesische Bauer Vinzenz Prießnitz (1799 bis 1851) wurde durch Beobachtungen an sich selbst und in der Natur auf die Heilkräfte des Wassers aufmerksam. Mit seinen Kaltwasserbehandlungen zur Steigerung der körpereigenen Abwehrkräfte, mit Bädern und Waschungen, Schwitz- und Trinkkuren und der Erfindung einer Wickeltechnik, die sich bis heute noch als äußerst wirksam erweist (Prießnitz-Wickel), gelangte er zu Berühmtheit.

Sebastian Kneipp

Der Entwickler eines kompletten Wasserheilsystems

Der große Durchbruch der Wassertherapie als anerkanntes Heilverfahren gelang dem berühmten »Wasserdoktor aus Wörishofen«, Pfarrer Sebastian Kneipp (1821 bis 1879). Sein Verdienst ist es, sämtliche Methoden von Hahn und Prießnitz gesammelt und systematisch weiterentwickelt zu haben. Er erarbeitete ein komplettes Wasserheilsystem mit Waschungen, Bädern, Güssen und Dämpfen (siehe Seite 78ff) nicht nur mit kaltem, sondern auch mit warmem Wasser. Noch heute gehören über hundert verschiedene Formen der Wasseranwendungen zur klassischen Kneipp-Therapie, die in Kneipp-Kurorten (siehe Anhang) zur Vorbeugung und Linderung von Gesundheitsstörungen aller Art durchgeführt werden.

Wasser wirkt von innen und außen

Wasser kann sowohl von innen wie auch von außen seine Kräfte entfalten: Innerlich hängt seine Wirkung von der Trinkmenge und von den Inhaltsstoffen im Wasser ab. Äußerlich werden die unterschiedlichen Reizwirkungen des Wassers genutzt, um im Körper bestimmte Reaktionen hervorzurufen.

Wasser von innen: Für unsere Wasserbilanz

2 Liter Trinken am Tag ist ideal für den Körper

Innerlich angewendet sorgt das Wasser für ein gesundes Funktionieren des Stoffwechsels und aller Organe. Dazu sind mindestens zweieinhalb Liter Wasser pro Tag nötig. Einen Liter Flüssigkeit nehmen wir über die Nahrung zu uns, den Rest sollten wir in Form von Getränken (siehe Seite 34) zu uns nehmen. Diese eineinhalb Liter sind jedoch die Mindestmenge. Denn erst wenn wir zwei Liter Flüssigkeit über Getränke zuführen, hat unser Körper noch einen »Flüssigkeitspfuffer« für einen etwaigen Mehrbedarf wie bei heißem Wetter, schwerer körperlicher Arbeit, Sport oder Fieber. Außerdem produziert unser Körper auch selbst Wasser (sogenanntes Oxidationswasser), welches bei den Stoffwechselvorgängen in den Zellen frei und damit wieder neu verwendbar wird. Auf der anderen Seite der Bilanz steht unsere Wasserabgabe über den Urin und Stuhl, über die Haut und die Atmung.

Unsere Wasserbilanz

Was wir täglich zuführen	Was wir täglich abgeben
ca. 2,5 Liter	ca. 2,5 Liter
0,3 Liter Oxidationswasser	0,1 Liter über den Stuhlgang
0,9 Liter durch Nahrung	0,5 Liter über die Atmung
1,3 Liter durch Getränke	0,5 Liter über die Haut
	1,4 Liter über den Urin

Auf den Durst warten?

Die meisten von uns trinken zu wenig: Nicht selten erschöpft sich mit zwei Tassen Kaffee zum Frühstück, einem Glas Wasser zum Mittagessen, einer Tasse Tee am Nachmittag und einem Getränk zum Abendessen die Flüssigkeitsaufnahme eines ganzen Tages – mit Ausnahme der Flüssigkeit in der Nahrung. Aus der Sicht des Körpers bedeutet dies jedoch Wassermangel, was je nach Ausmaß und Dauer zur Beeinträchtigung der Leistungsfähigkeit führt. Im Extremfall wird das Blut dicker, Kopfschmerzen und Schwindel setzen ein, und die Lebensprozesse verlangsamen sich. Doch viele werden sagen, daß sie einfach keinen Durst verspüren und deshalb auch wenig trinken. In diesem Punkt ist unser Körpergefühl leider unzuverlässig: Während sich der Hunger als Aufforderung zur Nahrungsaufnahme sehr schnell einstellt, läßt das Durstgefühl oft sehr lange auf sich warten und nimmt mit zunehmendem Alter sogar noch weiter ab. Trinken wir aber erst dann etwas, wenn sich der Durst einstellt, leidet unser Körper bereits an Flüssigkeitsmangel. Wir sollten uns also nicht auf den Durst als Signal zur Flüssigkeitsaufnahme verlassen, sondern es uns zur Gewohnheit machen, zu trinken, bevor der Durst kommt.

Auf das Durstgefühl ist kein Verlaß

Wer viel trinkt, lebt gesünder

Zwei Liter Flüssigkeit pro Tag wirken wie ein natürliches Fitneß- und Schönheitsmittel, indem sie

- die Verdauungskraft fördern und die Übersäuerung (Sodbrennen, Aufstoßen) des Magens verhindern;
- die Nieren entlasten und die Reinigungsfunktion des Körpers optimal anregen;
- alle wichtigen Stoffwechselprozesse unterstützen;
- Herz und Kreislauf stärken;
- die körpereigenen Abwehrkräfte fördern;
- das Nervensystem aktivieren und weniger anfällig für Streß machen;
- die Konzentrations- und Leistungsfähigkeit erhöhen;
- die Haut frisch und prall aussehen lassen.

Trinken Sie genug, bleibt die positve Wirkung nicht aus

Auf den Inhalt kommt es an

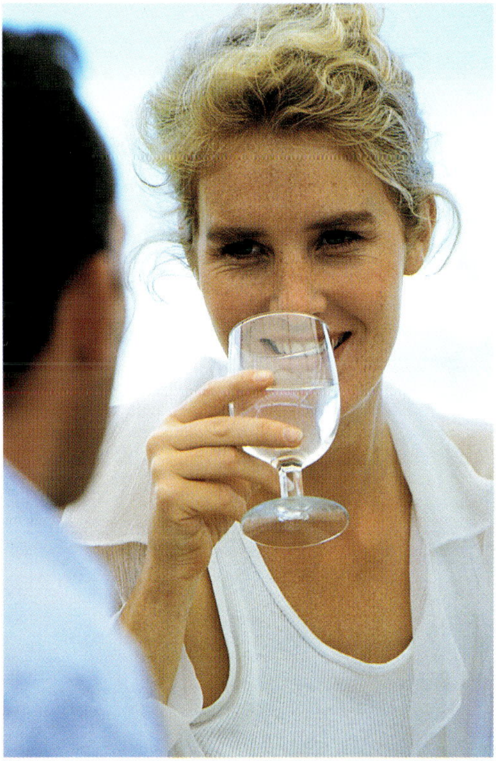

Neben der Trinkmenge spielen aber auch die Inhaltsstoffe des Wassers für unsere Gesundheit eine wichtige Rolle. Unser Körper verliert täglich Wasser. Dieser Wasserverlust bedeutet immer auch einen Verlust an lebenswichtigen Mineralien. Denn außer bei der Atmung wird nie reines Wasser, sondern werden gleichzeitig wichtige Mineralstoffe und Spurenelemente (Elektrolyte) ausgeschieden, die wieder zugeführt werden müssen, da sie unser Körper nicht selbst produzieren kann. Dies trifft insbesondere auf die Mineralstoffe Natrium, Chlorid, Magnesium, Kalium und in geringen Mengen auch auf Eisen zu.

Pro Liter Harn werden beispielsweise 0,5 bis 0,9 Gramm Mineralstoffe ausgeschieden. Dabei übernehmen die Nieren eine wichtige Schlüsselfunktion, indem sie den Elektrolythaushalt mitsteuern und bei erhöhtem Mineralstoffverlust die Ausscheidung über den Harn drosseln können. Wird die Mineralstoffzufuhr wieder erhöht, stellen die Nieren das Gleichgewicht im Organismus durch vermehrte Ausscheidung wieder her. Sind jedoch auf Dauer zu wenig Mineralstoffe und Spurenelemente im Körper vorhanden, dann treten mit der Zeit Mangelerscheinungen wie beispielsweise Haarausfall, Wachstumsstörungen oder eine Schwächung des Abwehrsystems auf. Neben einer ausgewogenen Ernährung mit viel Getreide- und Vollkornprodukten, Obst, Milchprodukten und Gemüse liefert natürliches Mineralwasser (Seite 25) die lebensnotwendigen Mineralstoffe und Spurenelemente, die wir brauchen, um möglichen Mangelerscheinungen vorzubeugen.

Besonders im Sommer ist Mineralwasser das ideale Getränk für den Mineralienhaushalt.

Wozu Mineralien?

Mineralstoffe und Spurenelemente sind wie Vitamine lebensnotwendige Substanzen. Sie sind weder tierischen noch pflanzlichen Ursprungs, sondern anorganisch und überwiegend metallisch. Bestimmte Eigenschaften der Mineralstoffe machen Leben erst möglich. So geben sie als Bausteine für Gewebe und Skelett dem Körper seine Struktur und sorgen für einen reibungslosen Ablauf der Stoffwechselfunktionen.

Mineralien und Spurenelemente findet man im ganzen Körper des Menschen.

Jede einzelne Zelle im Körper ist auf die Mitwirkung der Mineralstoffe angewiesen (siehe im Schaubild unten), deshalb ist ihr Anteil im Körper relativ hoch. Ein 70 kg schwerer Erwachsener hat zum Beispiel rund ein Kilogramm Calcium in seinen Knochen gespeichert. In winzigen Mengen braucht der Körper auch Spurenelemente. Ihr Anteil im Körper ist zwar gering, aber sie sind eben-

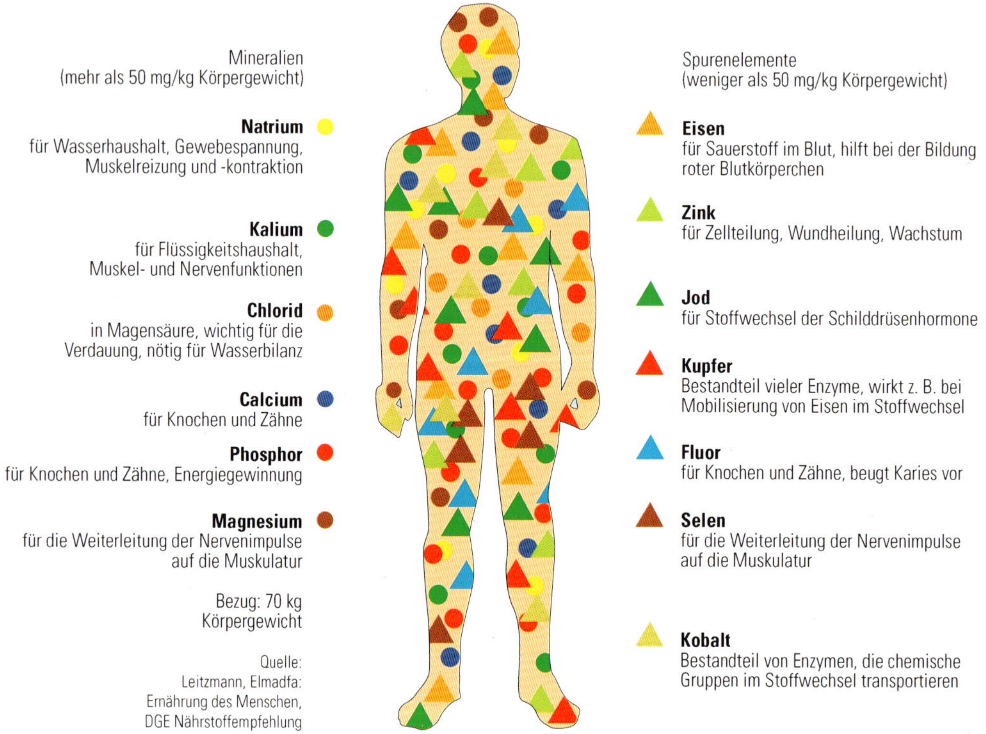

Ohne Mineralstoffe läuft nichts im Körper

falls an allen Stoffwechselvorgängen des Körpers beteiligt. Um den Körper regelmäßig mit Mineralstoffen zu versorgen, müssen wir täglich mehrere Gramm an Mineralien und Spurenelementen zu uns nehmen.

Wer braucht welche Mineralien?

Wir nehmen Mineralien über die Nahrung und über Getränke auf – meist in ausreichenden Mengen. Es gibt jedoch einige Lebenssituationen, in denen ein Mehr an Mineralien und Spurenelementen notwendig wird. Dieser Mehrbedarf kann durch das Trinken von Mineral- oder Heilwässern ausgeglichen werden. Je nach Beschaffenheit der Gesteinsschichten, die das Wasser durchflossen hat (siehe Seite 25), sind Mineralstoffe und Spurenelemente in unterschiedlicher Zusammensetzung darin enthalten. Achten Sie auf die Mengenangaben der Mineralien pro Liter auf dem Flaschenetikett (siehe Seite 33), um das für Sie richtige Mineralwasser auszuwählen.

- Kinder und Jugendliche brauchen zum Aufbau der Knochen- und Zahnsubstanz besonders viel Calcium, Magnesium und Phosphor. Während der Wachstumsphase ist die ausreichende Versorgung mit den Spurenelementen Eisen, Zink, Fluorid und Jodid besonders wichtig.

In bestimmten Situationen sind vermehrt Mineralien nötig

- Ältere Menschen benötigen insbesondere ausreichend Calcium, um das Brüchigwerden der Knochen (Osteoporose) zu vermeiden. Um sonstigen Altersbeschwerden vorzubeugen, sind Magnesium und Kalium sowie die Spurenelemente Eisen, Zink, Fluorid, Jodid und Selen nötig.
- Schwangere und stillende Frauen brauchen vermehrt Eisen, Calcium, Magnesium, Zink, Jodid und Phosphor.
- Streßgeplagte benötigen mehr Calcium und Magnesium für die Steuerungsvorgänge der Nerven.
- Sportler brauchen vermehrt Natrium für die Leistungsfähigkeit und wegen des großen Flüssigkeitsverlustes durch das Schwitzen, sowie mehr Kalium, Magnesium, Calcium, Eisen und Phosphat.
- Wer eine Schlankheitskur macht, leidet häufig unter Mineralstoffdefiziten, weil er insgesamt weniger ißt oder nur bestimmte Lebensmittel zu sich nimmt. Im Rahmen einer Diät muß man daher vermehrt Kalium, Magnesium, Calcium und Eisen zuführen.

Wasser von außen: Zum Wohl- und Fit-Fühlen

Wasser von außen wirkt auf den gesamten Körper

Wasseranwendungen wie Güsse, Bäder und Wickel (siehe Seite 82ff) sind altbewährte Methoden, um Krankheiten aller Art vorzubeugen oder Beschwerden zu lindern. Darüber hinaus ist Wasser von außen auch eine Wohltat für Körper und Seele – es läßt uns entspannen und besänftigt das allzu strapazierte Nervenkostüm, es läßt uns nahezu schwerelos werden und unseren Körper auf ganz neue Art erleben. Mit bestimmten Inhaltsstoffen versehen (siehe Kasten), läßt sich die Wirkung von Wasserbehandlungen noch um ein Vielfaches steigern.

Die gesunden Reizwirkungen des Wassers

- **Thermische Reize** entstehen durch die Temperatur des Wassers. Je nachdem, welche Wirkung beabsichtigt ist, können äußere Anwendungen mit kaltem, warmem oder wechselnd warmem und kaltem Wasser durchgeführt werden (siehe Seite 47ff).

- **Physikalische Reize** entstehen durch den Druck, den das Wasser auf die Haut ausübt (hydrostatischer Druck). Bei einem Vollbad ist das deutlich zu spüren: Die Wassermenge drückt auf den Körper, läßt ihn fast schwerelos werden (siehe Seite 51).

- **Chemische Reize** entstehen, weil die Haut aufquillt und aufnahmefähiger wird, wenn Wasser lange genug auf sie einwirkt. So können die Inhaltsstoffe des Wassers (Mineralien, Salze) und Wirkstoffe, die dem Wasser beigegeben werden, wie Pflanzen- oder Kräuterauszüge, Algen oder ätherische Öle, leichter in die Haut eindringen und ihre wohltuenden, heilenden Eigenschaften entfalten.

Die heilsamen Reize des Wassers

Wasser reizt die Nerven in der Haut

Sobald Wasser auf die Haut trifft, reizt es durch seine Temperatur, durch den Wasserdruck sowie durch chemische Einflüsse (siehe Kasten) die Nerven, die sich in ihr befinden. Äußere Wasseranwendungen zählen deshalb zu den sogenannten Reiztherapien, bei denen durch örtliche Reizung der Haut eine tiefgreifende Umstimmung im Organismus hervorgerufen wird mit dem Ziel, die körpereigenen Selbstheilungs- und Abwehrkräfte zu aktivieren.

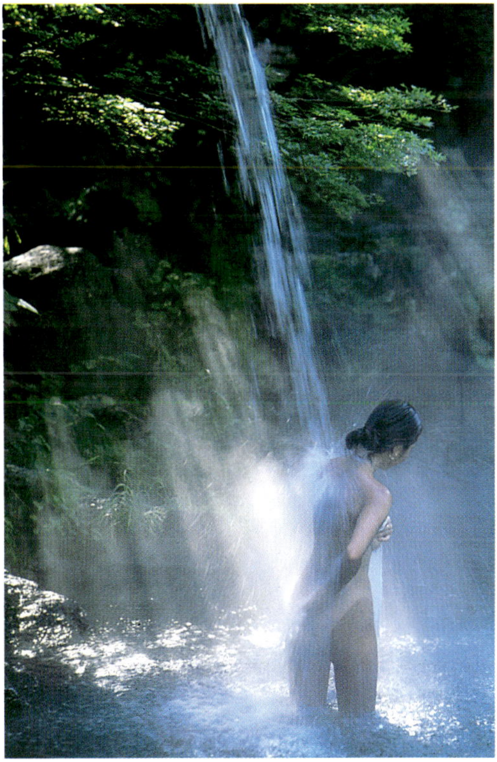

Wasser so zu genießen, ist für Körper und Seele eine ganz besondere Wohltat.

Mit Wasser Körper und Seele behandeln

- Äußerlich angewendet, übt das Naturheilmittel Wasser eine Tiefenwirkung auf den gesamten Organismus aus – also nicht nur auf die mit Wasser behandelten Körperteile. Die Heilwirkung der Wassertherapie liegt in den Eigenschaften des Wassers selbst begründet: Es löst auf, leitet aus und kräftigt.
- Äußere Wasseranwendungen schaffen körperlich wie seelisch Ausgleich und stellen das innere Gleichgewicht wieder her: Warmes Wasser hat eine entspannende, entkrampfende und beruhigende Wirkung. Kalte oder wechselwarme Wasserbehandlungen hingegen wirken belebend, bringen Stimmung und Kreislauf in Schwung und regen alle Körperfunktionen an.
- Als Schönheitsmittel eingesetzt, verleihen Wasserbehandlungen den Haaren mehr Glanz und gesundes Aussehen, verbessern die Durchblutung der Haut, beugen Unreinheiten vor oder lassen sie zum Abklingen bringen.
- Als Fitneßmittel für Schwimmen oder Wassergymnastik entlastet der Auftrieb des Wassers nicht nur die Gelenke, die gegen den sanften Widerstand des Wassers durchgeführten Bewegungen verhelfen auch zu einer schönen Figur, da die Muskulatur gestärkt wird, Haut und Bindegewebe straff und elastisch werden, die Atmung intensiviert und der gesamte Kreislauf angeregt wird.

Kleine Wasserkunde

Wie unterscheidet sich Wasser, das aus dem Wasserhahn fließt, von dem, das wir in Flaschen kaufen können? Und welches Wasser ist zum Kochen oder Durstlöschen am besten geeignet? Machen Sie mit uns einen kleinen Ausflug in die »Wasserkunde«, und erfahren Sie alles Wissenswerte über die Verschiedenheit der einzelnen Wässer und was Ihnen bei welcher Gelegenheit am meisten guttut.

Trinkwasser

Deutschlands Wasserbilanz ist relativ ausgewogen

Deutschland ist ein wasserreiches Land: Die Wasserbilanz ist weitgehend ausgewogen, Wasserverluste durch Verdunstung und Abfluß werden durch ausreichende Niederschläge ausgeglichen. Das dem Wasserkreislauf entnommene Rohwasser stammt aus:

- Grundwasser, das aus stehenden oder fließenden Wasseransammlungen besteht, die sich im oberen Erdreich auf undurchlässigen Schichten gebildet haben,
- Oberflächenwasser, das sich auf der Erdoberfläche sammelt wie in Flüssen, Bächen oder Seen.

Grund- und Oberflächenwasser müssen aufbereitet werden

Im Idealfall ist Grundwasser klar, frisch und geschmacksneutral, während das Oberflächenwasser durch Verunreinigungen und Rückstände aus Industrie, Landwirtschaft oder durch andere Faktoren verschmutzt sein kann. Auch das Regenwasser bringt Verschmutzungen aus der Luft mit. Damit das aus Grund- und Oberflächenwasser gewonnene Rohwasser bakteriologisch und hygienisch einwandfrei ist, muß es chemisch, biologisch oder mechanisch aufbereitet werden. Die Vorschriften hierfür sind in der Trinkwasserverordnung sowie den EG-Richtlinien festgelegt. Die Wasserwerke untersuchen regelmäßig die Qualität des Wassers, wodurch die gesundheitliche Unbedenklichkeit gewährleistet wird. Grundwasser entsteht im Rahmen des natürlichen Wasserkreislaufs. Durch die Sonneneinstrahlung verdunstet ein Teil des Was-

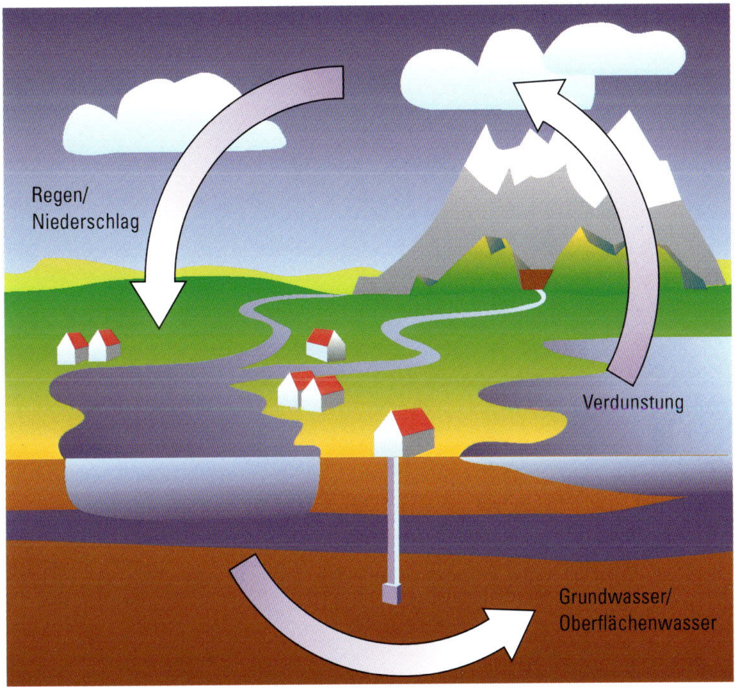

Der Kreislauf des Wassers: Kein Tropfen des kostbaren Elements geht dabei verloren.

sers – vor allem aus dem Meer, aber auch aus Binnengewässern, Böden und Pflanzen. Der dabei entstehende Wasserdampf steigt in die Atmosphäre auf, kühlt dort ab, kondensiert und kehrt als Niederschlag in Form von Regen, Tau, Nebel, Schnee, Graupel, Hagel oder Reif auf die Erde zurück. Die Niederschläge sammeln sich wieder in den Meeren oder in Oberflächengewässern wie Seen, Bächen und Flüssen, oder sie versickern im Boden, wo sie sich als Grundwasser sammeln (siehe Illustration).

Wasseraufbereitung ja oder nein?

Meldungen, daß die Qualität des häuslichen Trinkwassers gesundheitlich bedenklich oder für die Zubereitung von Babynahrung da und dort nicht mehr geeignet ist, hat viele Menschen verunsichert. Aus diesem Grund wurden einige Verfahren und Geräte entwickelt, mit denen man das Trinkwasser im Haushalt nochmals aufbereiten und von einigen schädlichen Stoffen befreien kann. Zu den

bekanntesten Verfahren gehört das Filtern des Wassers mit einem Filtergranulat: Je nach Granulat können so Kalk, Schwermetall und Chlor oder Nitrat aus dem Wasser herausgefiltert werden. Außerdem verhindert das Granulat unangenehme Geschmacks- und Geruchsstoffe. Der Filter besteht aus einem Ionentauscher sowie aus gesilberter Aktivkohle. Das eingefüllte Wasser passiert den Filter und wird in einem Wasserbehälter aufgefangen.
Wer sich ein Wasserfiltergerät kaufen möchte, sollte aber folgende Dinge bedenken:

Nicht vergessen, den Filter rechtzeitig auszuwechseln!

- Die Leistung des Filters nimmt nach und nach ab, so kann man leicht den richtigen Zeitpunkt für das Auswechseln des Aktivkohlefilters verpassen. Am besten, man schreibt sich gut sichtbar auf, wann man ihn eingesetzt hat.
- Wenn der Filter schon zu voll ist, gibt er, sobald sich neue Schadstoffe anlagern, schubweise die bisher angelagerten Schadstoffe ab, so daß das Trinkwasser mit Schadstoffen regelrecht überschwemmt wird. Dann enthält ein Glas Wasser all die Schadstoffe, die zuvor über Tage herausgefiltert worden waren.
- Hinzu kommt, daß der Filter ein guter Nährboden für Bakterien sein kann. Deshalb sollte der Wasserbehälter nicht in warmen Räumen stehen, er muß regelmäßig gereinigt und das Wasser täglich verbraucht werden.

Das Wasser täglich verbrauchen!

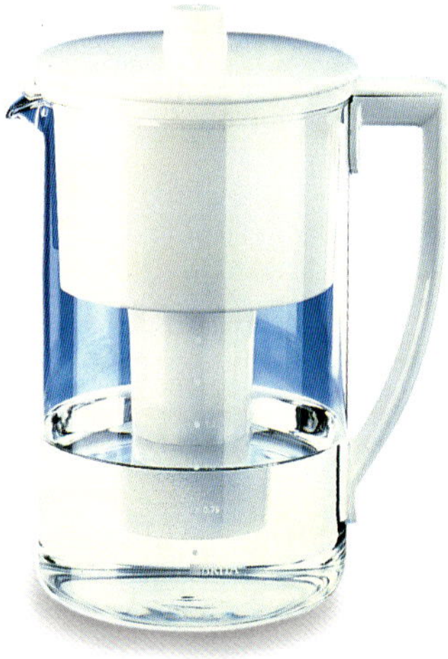

Bitte bedenken Sie

Bevor Sie sich ein Gerät für die häusliche Wasseraufbereitung besorgen, sollten Sie sich erst einmal bei Ihrem zuständigen Wasserwerk über die Qualität des Trinkwassers informieren. Der Bund Naturschutz, den es in fast jedem Ort gibt, informiert bereitwillig über die regionale Wasserqualität sowie über die verschiedenen Geräte und Verfahren. Darüber hinaus gibt es die Möglichkeit, daß Sie Ihr Trinkwasser mit bestimmten Teststäbchen, die den Nitratgehalt und die Wasserhärte anzeigen, selbst überprüfen können (Bezugsquelle siehe Anhang).

Mineralwasser

Mineralwasser hat seinen Ursprung in unterirdischen, vor Verunreinigungen geschützten Wasservorkommen. Um diese Reinheit bis zum Verzehr zu bewahren, muß ein Mineralwasser direkt an der Quelle abgefüllt werden. Nur wenige Behandlungsverfahren sind erlaubt, wie beispielsweise der Entzug von Eisen (Enteisenung) und Schwefel aus optischen und geschmacklichen Gründen sowie der Entzug oder Zusatz von Kohlensäure.
Die wertvollen Mineralien und Spurenelemente, die Mineralwasser von Natur aus enthält, machen es ernährungsphysiologisch zu einem der wichtigsten Lebensmittel überhaupt. Es ist das einzige Lebensmittel in Deutschland, das in einem besonderen Verfahren amtlich anerkannt werden muß. So wird es in mehr als 200 Untersuchungen auf seinen Gehalt, Reinheit und Qualität geprüft.
In der Mineral- und Tafelwasserverordnung (MTV) ist genau festgelegt, wann ein Mineralwasser sich so nennen darf, was auf dem Etikett stehen (siehe Seite 31) und wie es verpackt sein muß.

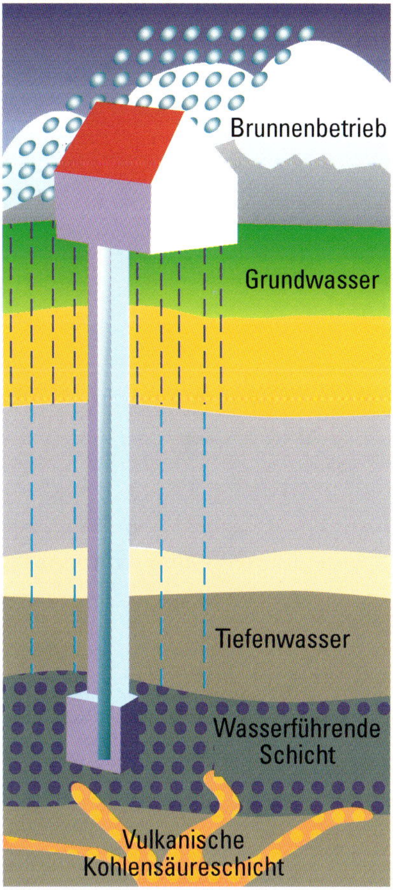

Das Regenwasser sickert bis zu einer wasserundurchlässigen Bodenschicht, sammelt sich und wird durch Bohrungen hochgeholt.

Wie Mineralwasser entsteht

Natürliches Mineralwasser ist Teil des Wasserkreislaufs (siehe Seite 23): Regenwasser sickert bis in die Tiefen von einigen hundert bis tausend Metern in das Erdreich ein und sammelt sich dann oberhalb einer wasserundurchlässigen Bodenschicht (zum Beipiel einer vulkanischen Kohlensäureschicht, siehe Illustration) an.
Während des Sickervorgangs, der einige hundert Jahre dauern kann, wird das Regenwasser in Kies-, Schotter- und Sandschichten von Verschmutzungen aller Art gereinigt. Gleichzeitig löst das

Jedes Mineralwasser schmeckt anders

Wasser aber auch die in den Gesteinsschichten enthaltenen Mineralien und Spurenelemente, die dem Mineralwsser seinen individuellen Geschmack geben. Da Formation und Zusammensetzung der Gesteinsschichten regional sehr verschieden sind, gibt es in ihrer Zusammensetzung entsprechend unterschiedliche Mineralwässer.

Heilwasser

Heilwasser muß hohe Anforderungen erfüllen

Heilwasser stammt wie Mineralwasser aus unterirdischen, vor Verunreinigungen geschützten Wasservorkommen und wird direkt an der Quelle abgefüllt. Damit sich ein Heilwasser so nennen darf, müssen bestimmte Anforderungen erfüllt sein: Das Wasser muß sich durch einen sehr hohen Anteil an wirksamen Bestandteilen wie Schwefel, Eisen, Jod oder Fluor auszeichnen, mit einer Temperatur von mindestens 20 Grad Celsius aus der Quelle kommen oder

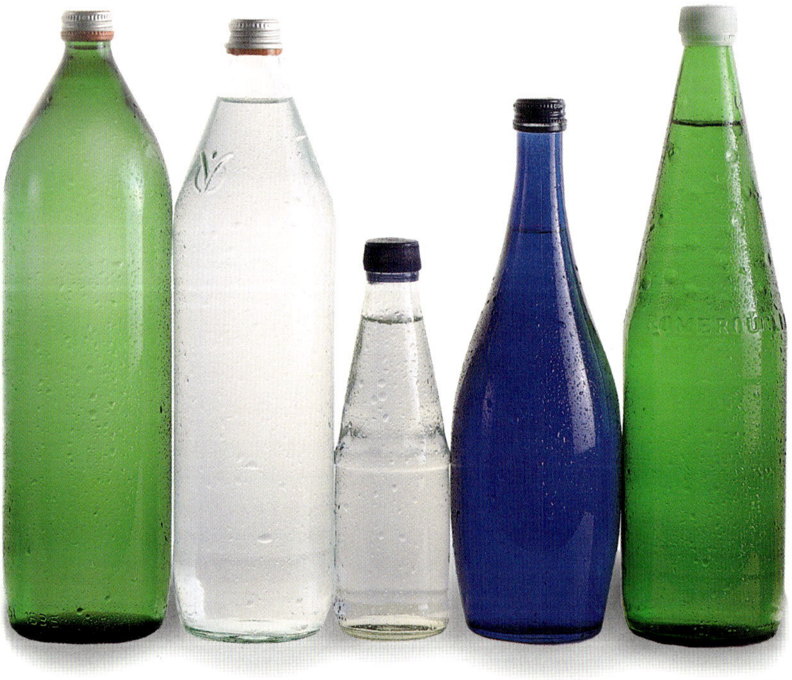

Die Auswahl an verschiedenen Mineralwässern ist enorm.

auch als kalte und mineralarme Quelle offensichtliche Heilwirkungen auslösen. Entscheidend für eine bestimmte Wirkung im Organismus ist immer die Zusammensetzung des Heilwassers, also der Gehalt an Mineralien und Spurenelementen.

Heilwasser unterliegt dem Arzneimittelgesetz

Die Wirksamkeit eines Heilwassers ist durch wissenschaftliche Gutachten nachgewiesen, und jedes dieser gesundheitsfördernden Wässer unterliegt den strengen Auflagen des deutschen Arzneimittelgesetzes.

Quellwasser

Quellwasser stammt aus einer oder mehreren unterirdischen Quellen, doch werden daran nicht so hohe Anforderungen gestellt wie an Mineral- oder Heilwasser. Nach der Mineral- und Tafelwasserverordnung (MTV) ist Quellwasser ein mineralarmes Wasser aus natürlichen oder künstlich erschlossenen Quellen, das zwar am Quellort abgefüllt worden sein muß, aber nur den Richtlinien für Trinkwasser zu entsprechen hat. Eine Mindestmenge an Mineralien ist nicht vorgeschrieben, und nur die beim Mineralwasser angewendeten Verfahren zur Enteisenung und Kohlensäureentnahme oder -zugabe sind erlaubt. Während in Deutschland Quellwasser nicht sehr verbreitet ist, wird es in Frankreich, Italien und Spanien wesentlich mehr getrunken.

Quellwasser muß kaum Mineralien enthalten

Tafelwasser

Bei diesem Wasser handelt es sich um eine hergestellte Mischung verschiedener Wasserarten (zum Beispiel Trink- und Meerwasser) sowie anderer Zutaten (Mineralien). Für die Mischungsverhältnisse gibt es keine gesetzlichen Vorschriften. Hinweise auf bestimmte geographische Herkunft sowie Angaben über die chemische Zusammensetzung sind nicht erlaubt, denn Tafelwasser kann an jedem beliebigen Ort hergestellt und abgefüllt werden. Darüber hinaus muß Tafelwasser keine ernährungsphysiologischen Wirkungen nachweisen und bedarf keiner amtlichen Anerkennung.

Tafelwasser braucht keine amtliche Anerkennung

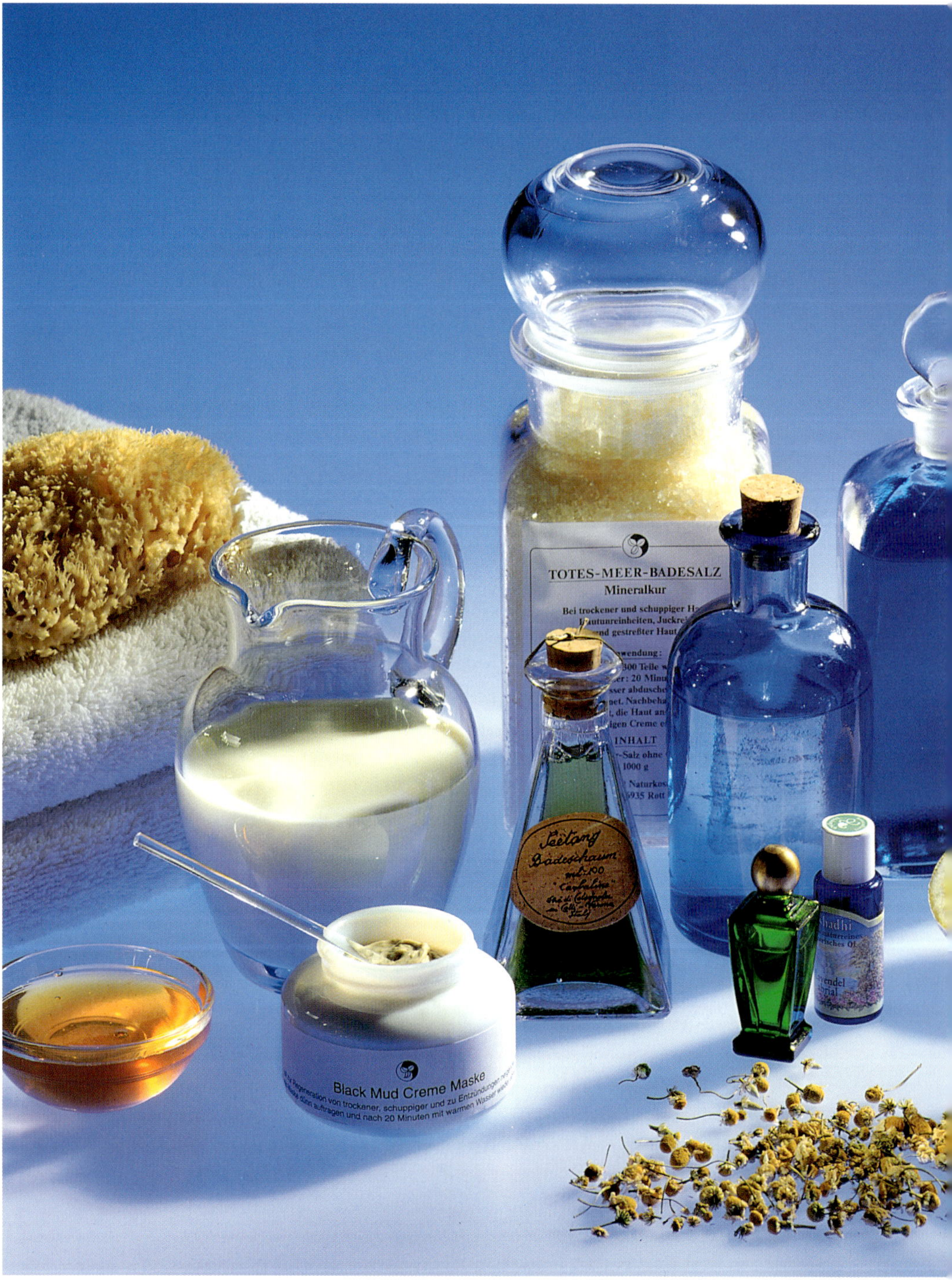
TOTES-MEER-BADESALZ
Mineralkur
INHALT
1000 g
Black Mud Creme Maske

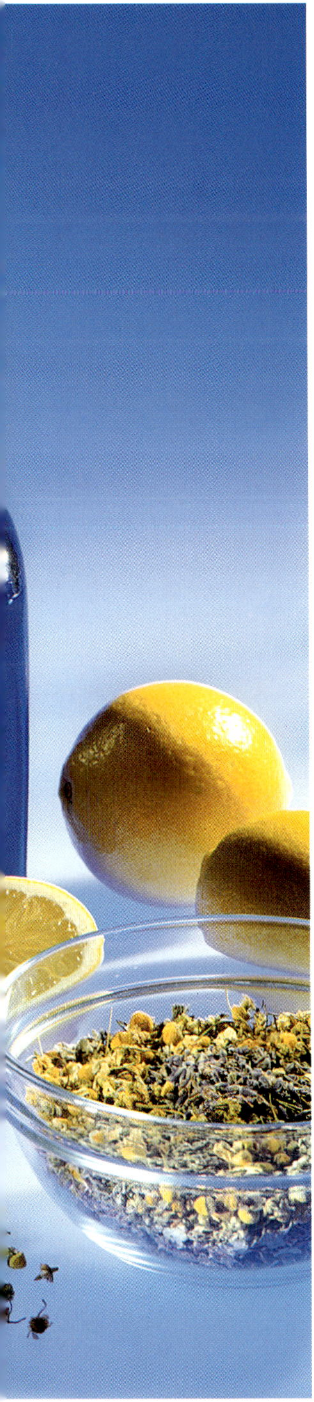

H_2O – Die Zauberformel

Das Multitalent Wasser macht schön und fit von innen und außen. Probieren Sie es aus, und funktionieren Sie Ihre Küche, Ihr Badezimmer und Ihr Stamm-Schwimmbad einfach zum eigenen Kurort um: Werden Sie mit einer Sieben-Tage-Kur überflüssige Pfunde los, tauchen Sie ein in die Welt des Wassers mit Energieduschen und Duftbädern.
Wollen Sie sich für ein Wochenende die Heilkräfte des Meeres nach Hause holen? Dann machen Sie eine wohltuende Thalassokur. Oder Sie bringen Ihre Figur mit wirkungsvollem Aqua-Sport in Form – mit gezielten Wasseranwendungen kommen Sie in jedem Fall auf natürliche Weise zu strahlendem Aussehen, einem frischen Teint und zu einem straffen, gesunden Körper.

Kurort Küche

Ohne gesundes Essen kein Wohlbefinden

Wir beginnen unsere Wasserkur in der Küche, denn eine abwechslungsreiche, ausgewogene Ernährung ist die Grundlage für unser Wohlbefinden. Ausreichendes Trinken gehört ebenso dazu wie die große Auswahl an wasserreichen Lebensmitteln.

Welches Wasser für welche Gelegenheit?

Sie haben im vorhergehenden Kapitel die unterschiedlichen Wassertypen kennengelernt und fragen sich jetzt vermutlich, welches Wasser wann empfehlenswert ist.
Grundsätzlich hängt die Auswahl vom Verwendungszweck, der Qualität und von den Ansprüchen ab, die Sie an ein Wasser stellen. Dazu sollten Sie wissen, daß unser Leitungswasser nicht in jeder Hinsicht schlechter ist als Mineral- oder Heilwässer.
Außerdem hat jedes Wasser mit einem hohen Gehalt an Mineralien einen charakteristischen Geschmack, was sich beim Kochen manchmal unangenehm bemerkbar macht. So kann Kaffee mit stark mineralhaltigem Wasser aufgebrüht, salzig oder seifig schmecken.

Die folgenden Empfehlungen helfen Ihnen bei der Entscheidung, wann Sie welches Wasser verwenden können:

Zum Kochen

- Zum Kaffeekochen, Aufbrühen von Tee, Gemüsegaren, Kartoffel-, Nudel- oder Reiskochen eignet sich prinzipiell Leitungswasser.
Wenn Ihr Wasser sehr hart ist und sich beim Kochen deutlich sichtbare Kalkablagerungen bilden (die an Ihrem Wohnort übliche Wasserhärte erfahren Sie beim Wasserwerk), besteht die Möglichkeit der Aufbereitung mit einem Wasserfilter (siehe Seite 23/24).
- Wenn Sie streng vegetarisch leben, schwanger sind, Ihr Kind stillen oder Nahrung für Ihr Kleinkind zubereiten, können Sie zum Kochen ein naturbelassenes Mineralwasser verwenden, das mineralstoff-

Kochen mit Mineralwasser kann sinnvoll sein

und kohlensäurearm ist. Bei diesem Wasser ist auch gewährleistet, daß Sie mit keinen unangenehmen Geschmackserlebnissen rechnen müssen.

■ Grundsätzlich gilt:
Zum Kochen eignen sich Mineralwässer mit
- sehr geringem Gehalt an Mineralien: Mineralstoffgehalt nicht mehr als 50 Milligramm pro Liter;
- mit geringem Gehalt an Mineralien: Mineralstoffgehalt nicht mehr als 500 Milligramm pro Liter.

Zum Trinken

- Wenn die Trinkwasserqualität an Ihrem Wohnort gut ist, dann können Sie ohne weiteres Leitungswasser als Durstlöscher verwenden.
- Wenn Sie es lieber spritzig und sprudelnd mögen, sind Mineralwässer die idealen Erfrischungsgetränke. Dabei kommt es immer auch auf Ihre geschmacklichen Vorlieben an, denn der Geschmack des Wassers wird durch die darin enthaltenen Mineralien bestimmt: Je höher der Mineralgehalt, desto ausgeprägter ist der Geschmack.

Probieren Sie neben Ihrer »Hausmarke« einmal das eine oder andere Mineralwasser aus – vielleicht haben Sie einfach Ihre Lieblingsmarke noch nicht gefunden.
- Sporttreiben, Schwangerschaft, Stillzeit oder das Durchführen einer Entschlackungskur sind (Ausnahme-)Situationen, in denen der Körper erhöhte Zufuhr an Mineralien braucht (siehe Seite 18). Dafür sind Mineral- oder Heilwässer mit einem hohen Mineralgehalt als Durstlöscher am besten geeignet.

■ Grundsätzlich gilt:
Zum Trinken eignen sich Mineralwässer mit
- hohem Gehalt an Mineralien: Mineralstoffgehalt mehr als 1500 Milligramm pro Liter.

Ob Sie das Gemüse in Leitungs- oder Mineralwasser zubereiten, kommt auf Ihre Wasserqualität an.

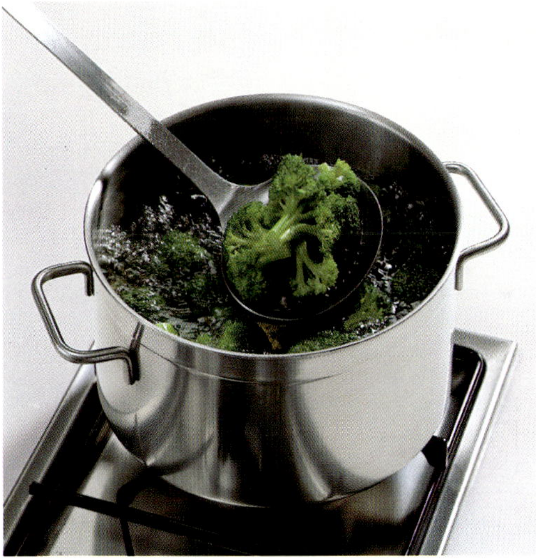

Was das Etikett mir sagt

Welches Mineralwasser für Sie in Frage kommt, können Sie vom Etikett ablesen. Das Etikett ist sozusagen die »Visitenkarte« eines Mineralwassers. Es enthält eine Vielzahl wichtiger und gesetzlich festgeschriebener Angaben, die über Herkunft, den Kohlensäuregehalt und die Qualität des Mineralwassers informieren. Außerdem liefert es Angaben über die Zusammensetzung der Inhaltsstoffe.
Für Sie als Verbraucher ist einmal interessant, wieviel Mineralien und Spurenelemente in Milligramm pro Liter (mg/l) sich im Mineralwasser befinden. Es gibt Mineralwässer mit sehr geringem, geringem und hohem Gehalt an Mineralien (siehe Seite 31).

- Die wichtigsten **Kationen** (positiv geladene Teilchen) im Mineralwasser sind Natrium, Kalium, Magnesium und Calcium.
- Die wichtigsten **Anionen** (negativ geladene Teilchen) sind Chlorid, Fluorid, Sulfat und Hydrogencarbonat.

Der Anteil an Mineralien und Spurenelementen in mg/l variiert von Mineralwasser zu Mineralwasser. Entsprechend unterschiedlich sind die Wässer im Geschmack und in der Wirkweise (siehe Seite 18/19).

Über die Kohlensäure gibt es folgende Angaben:

- **Natürliches kohlensäurehaltiges Mineralwasser** heißt es, wenn das Wasser mit seinem in der Quelle natürlich vorkommenden Kohlensäuregehalt abgefüllt wurde.
- **Natürliches Mineralwasser mit eigener Kohlensäure versetzt** heißt , daß das Mineralwasser mit zusätzlicher Kohlensäure versetzt wurde, die aber aus derselben Quelle kommt.
- **Natürliches Mineralwasser mit Kohlensäure versetzt** bedeutet, daß das Wasser mit Kohlensäure versetzt wurde, die nicht aus derselben Quelle wie das Wasser stammt.

Auch die Hinweise auf eine besondere Eignung des Mineralwassers sind für Sie von Bedeutung, denn nicht jedes Mineralwasser ist für jeden Zweck empfehlenswert.

Für eine **kochsalzarme Ernährung** eignen sich Mineralwässer,

- deren Natriumgehalt weniger als 20 Milligramm pro Liter beträgt.

Damit ein Mineralwasser für die **Zubereitung von Säuglingsnahrung** geeignet ist, dürfen folgende Grenzwerte nicht überschritten werden:

Natrium	20 Milligramm pro Liter	Fluorid	1,5 Milligramm pro Liter
Nitrit	0,02 Milligramm pro Liter	Mangan	0,2 Milligramm pro Liter
Nitrat	10 Milligramm pro Liter	Sulfat	240 Milligramm pro Liter

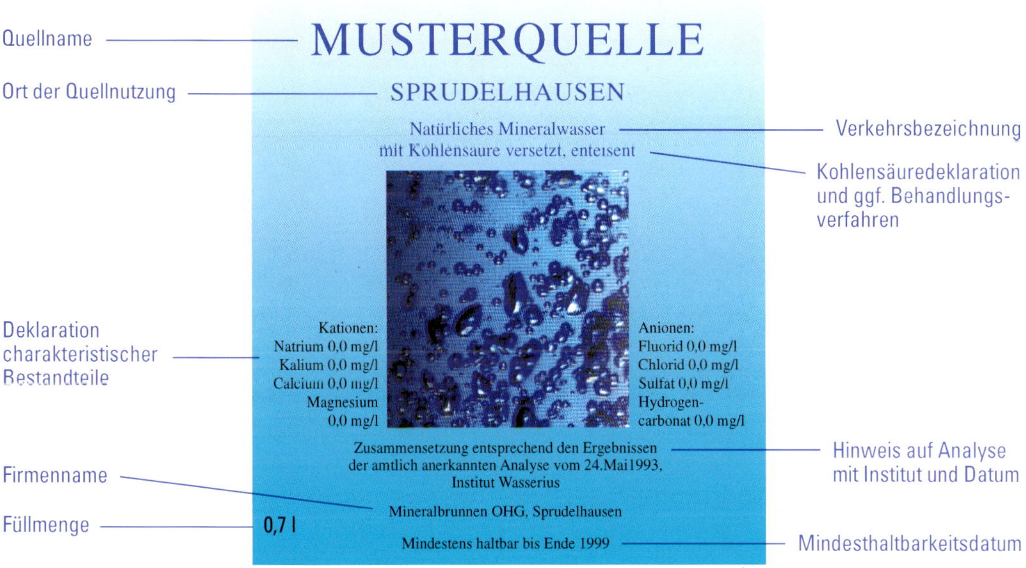

Gesund trinken

Gesund essen und viel trinken ist der tägliche Beitrag, den Sie leisten können, um Ihr körperliches und seelisches Wohlbefinden für die Anforderungen des Alltags zu stärken. Dazu sollten Sie Ihre persönliche Wasserbilanz einmal überprüfen, damit Sie sehen, ob Ihr Körper genügend Flüssigkeit bekommt oder unter Wassermangel leidet. Möglicherweise müssen Sie nicht nur mehr und Gesünderes trinken, sondern auch Ihren Speiseplan umstellen und auf mehr Lebensmittel mit hohem Wassergehalt achten (siehe Seite 40).

Überprüfen Sie Ihre Wasserbilanz

Die Wasserbilanz

Auf dem Etikett müssen Herkunft, Kohlensäuregehalt, Inhaltsstoffe und Mindesthaltbarkeitsdatum stehen.

Für Ihren Körper wäre es ideal, wenn Sie über den ganzen Tag verteilt mäßig, aber regelmäßig trinken, weil unser Darm nicht mehr als 0,2 Liter Flüssigkeit pro Viertelstunde aufnehmen kann. Daher macht es nur wenig Sinn, innerhalb kürzester Zeit die erforderliche Menge von eineinhalb bis zwei Litern Wasser zu trinken, nur um den Trinkbedarf zu decken.

- Um die empfohlenen zwei Liter Flüssigkeit zu bekommen, sollten Sie anfangs ein Trink-Protokoll führen, um mit diesen Aufzeichnungen Ihr Trinkverhalten richtig in den Griff zu bekommen. Halten Sie deshalb etwa fünf Tage lang schriftlich fest, wann, wieviel und was Sie trinken. Am Ende des Tages rechnen Sie dann jeweils die Trinkmenge zusammen.

Beobachten Sie kritisch, ob Ihre Trinkmenge ausreicht

● Auch der Urin kann Ihnen wichtige Aufschlüsse über Ihre Flüssigkeitszufuhr und Ihr Trinkverhalten geben: Ist er morgens nach dem Aufstehen dunkel und konzentriert, so ist das häufig ein Zeichen für ein bestehendes Flüssigkeitsdefizit. Trinken Sie hingegen ausreichend, bleibt der Urin heller und dünnflüssiger.

Kaffee, Limo, Bier & Co. – Was trinken Sie?

Es ist nicht nur wichtig, daß Sie ausreichend trinken. Wichtig ist auch, was Sie an Getränken zu sich nehmen, denn nicht alles, was man täglich trinkt, ist gesund und versorgt den Körper mit den lebensnotwendigen Mineralstoffen und Spurenelementen.

Aufgußgetränke

Kaffee wird von vielen als Muntermacher geschätzt. Er regt Herz, Kreislauf und die Verdauung an. In Maßen genossen (bis zu vier Tassen am Tag), ist gegen Kaffee nichts einzuwenden.
Das Koffein im Kaffee wirkt jedoch harntreibend, was den Flüssigkeitsverlust des Körpers verstärkt. Das gleiche gilt im Prinzip für schwarzen Tee. Deshalb sind beide Getränke eher Genußmittel als gesunde Durstlöscher. Warme oder kalte Früchtetees sind dagegen empfehlenswert.

Alkoholische Getränke

Ganz gleich, ob Wein, Whiskey, Bier, Schnaps oder Likör – alkoholische Getränke sind als Durstlöscher nicht geeignet. Im Gegenteil: Um den Alkoholgehalt zu verarbeiten, braucht der Körper sogar noch Wasser.

Nicht alles, was wir trinken, tut dem Körper gut

Erfrischungsgetränke

Limonade und Cola zählen zu den »flüssigen Süßigkeiten«, da diese kohlensäurehaltigen Brausen neben vielen künstlichen Essenzen und Farbstoffen einen sehr hohen Anteil an Zucker haben. Beide Getränke sind daher als Durstlöscher nicht zu empfehlen.

Fruchtsäfte

Bei Fruchtsäften sollten Sie grundsätzlich auf beste Qualität achten (naturrein, ohne Zuckerzusatz). Unverdünnt eignen sich Fruchtsäfte nur bedingt als gesunde Getränke – besser ist es, wenn Sie den Saft mit Wasser mischen (siehe Seite 35ff.).

Milch

Mit ihren wertvollen Inhaltsstoffen ist Milch in erster Linie ein Nahrungsmittel und kein Getränk, um die Flüssigkeitsbilanz auszugleichen.

Täglich trinken mit Genuß

Mineralwasser, pur oder mit Saft, ist das ideale Getränk

Pures (Mineral-)Wasser ist der beste, weil gesündeste Durstlöscher. Wenn Sie das erfrischende Getränk auch einmal anders genießen möchten, können Sie es mit fertigen oder frisch gepreßten Frucht- oder Gemüsesäften mischen. Insbesondere die Kombination mit frisch gepreßtem Saft schmeckt gut und ist äußerst gesund, denn so versorgen Sie Ihren Körper nicht nur mit wertvollen Mineralien, sondern auch mit einer Extradosis an Vitaminen. Das Mischungsverhältnis sollte zwei zu eins betragen, also zwei Teile Wasser und ein Teil Saft.

Das einfache Hinzufügen von Zitronen- oder Orangenscheiben verleiht dem (Mineral-) Wasser einen feinen Zitrusgeschmack, der insbesondere an heißen Sommertagen wahre Wunder wirkt.

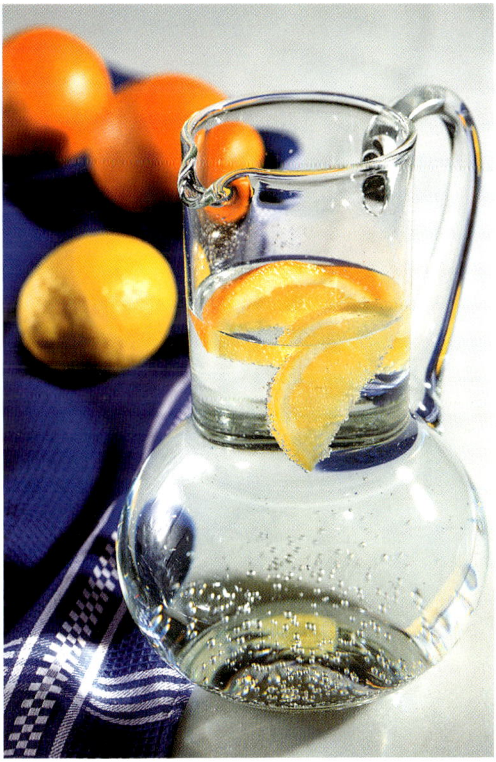

Was Kinder gerne trinken

Ein schöner Glaskrug mit Wasser regt den Durst an und bringt uns etwas vom Zauber der Quelle zurück.

»Mein Kind trinkt am liebsten Cola oder Limo!« hören wir häufig, wenn Mütter nach den Trinkgewohnheiten Ihrer Kinder befragt werden. Damit Sie bei Ihrem Kind die Lust auf gesunde Drinks mit Mineralwasser wecken, sollten Sie zusätzlich zu den oben erwähnten Empfehlungen einmal die Rezepte auf den folgenden Seiten ausprobieren:

Kiwi-Orangen-Cooler

Für 1 Portion:
1 reife Kiwi
4 Eßl. frisch gepreßter Orangensaft
Mineralwasser (mit Kohlensäure)

Die Kiwi schälen, in grobe Stücke schneiden und mit einer Gabel ganz fein zerdrücken. In ein großes Glas geben und den Orangensaft hinzufügen. Dann mit kaltem Mineralwasser auffüllen und gut umrühren.

Gesunde Drinks, die Kindern schmecken

Apfelmix

Für 1 Portion:
100 ml naturtrüber, ungesüßter Apfelsaft
50 ml Holunderbeerensaft
50 ml Mineralwasser (mit Kohlensäure)

Den Apfelsaft mit dem Holunderbeerensaft vermischen und mit Mineralwasser auffüllen.

Grapefruit-Frappé mit Pfefferminze

Für 1 Portion:
1/2 Grapefruit
2–3 Eiswürfel aus Mineralwasser
2 Blättchen Pfefferminze
Mineralwasser

Die Grapefruithälfte auspressen und sauber aushöhlen. Eiswürfel zerstoßen, in die Grapefruitschale füllen. Den Grapefruitsaft darüber gießen und mit dem Mineralwasser auffüllen. Pfefferminze ganz fein hacken und darüber streuen. Mit einem Strohhalm garnieren.

Gesunde Getränke von Anfang an

Wenn Sie Ihrem Kind von klein auf schon allzuviel Süßes in Form von unverdünnten Fruchtsäften oder gesüßten Babytees geben, hat dies nicht nur Auswirkungen auf seine Zahngesundheit (Karies), Ihr Kind gewöhnt sich auch an diese allzusüße Geschmacksrichtung. Später wird es dann nach Limonaden oder Cola verlangen, weil ihm Wasser zu fad und nicht süß genug schmeckt. Deshalb sollten Sie als Eltern von Anfang an darauf achten, daß Sie Ihrem Baby als Durstlöscher abgekochtes Trinkwasser oder kohlensäurearmes, für Säuglingsnahrung geeignetes Mineralwasser (siehe Seite 32) im Fläschchen anbieten. Ist das Kind älter, sind Fruchtsaftschorlen (ein Teil Saft und zwei Teile Wasser) die idealen Kindergetränke für jeden Tag. Limo und Cola sollten erst gar nicht im

Keine süßen Getränke fürs Baby!

Am besten nur Mineralwasser oder Schorle für Ihr Kind

Haus sein und nur in Ausnahmefällen getrunken werden (zum Beipiel beim Kindergeburtstag oder im Lokal).

Kinder müssen viel trinken

Und noch etwas ist wichtig: Auch Kinder brauchen viel Flüssigkeit (mindestens 2 Liter), denn sie verbrauchen im Vergleich zu ihrem Körpergewicht ein Vielfaches der Wassermenge, die ein Erwachsener zu sich nimmt.

Trinkgenüsse für besondere Anlässe

Wenn Sie zu den Liebhabern von Cocktails gehören und Ihre Gäste mit außergewöhnlichen Getränken überraschen möchten, finden Sie anschließend zwei interessante Rezepturen mit und ohne Alkohol.

Nirwana (ohne Alkohol)

Für 1 Longdrinkglas:
3 cl Kokossirup
1 Bällchen Zitroneneis
80 ml Ananassaft
1 Eiswürfel aus Mineralwasser
Mineralwasser

Eis, Kokossirup und Ananassaft in einen Schüttelbecher geben und gut schütteln. Den Mineralwasser-Eiswürfel in das Glas geben und die Mischung aus dem Shaker in das Glas abgießen. Mit Mineralwasser auffüllen und leicht umrühren.

Swinging Kermit (mit Alkohol)

Erfrischend und gut verträglich

Für 1 Londrinkglas:
3 cl Pfirsichlikör
3 cl Blue Curacao
4 cl frischer Orangensaft
3 cl frischer Zitronensaft
4 Eiswürfel aus Mineralwasser
8 cl Mineralwasser

Die Zutaten (bis auf das Mineralwasser) mit den Eiswürfeln in einen Shaker geben, kräftig schütteln und in das Glas abseihen. Mit Mineralwasser auffüllen und nach Belieben garnieren.

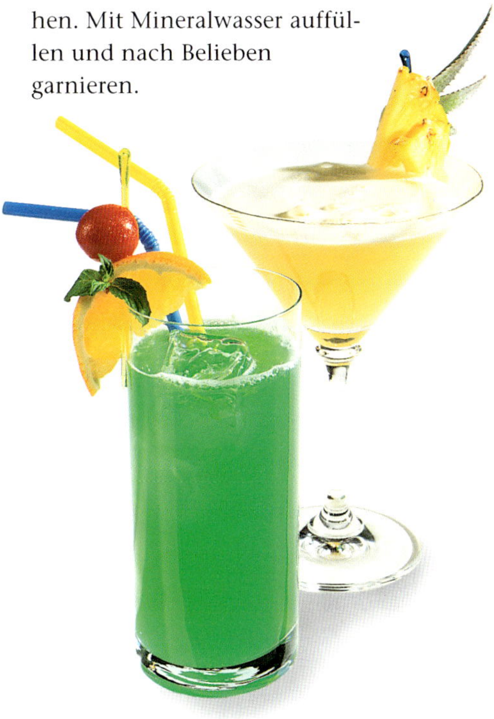

Trinken hält fit

Wenn Sie Sport treiben und dabei viel schwitzen, verliert Ihr Körper nicht nur eine Menge Flüssigkeit, sondern zugleich wertvolle Mineralien. Bei besonders kräftezehrenden Sportarten braucht Ihr Körper aber darüber hinaus noch zusätzliche Energie.

Trinken Sie beim Sport Mineralwässer mit hohem Mineraliengehalt und Apfelsaftschorle.

Das ideale Sportgetränk, das auch unter Hochleistungssportlern sehr beliebt ist, ist eine Apfelsaftschorle: Mischen Sie dazu drei Teile Mineralwasser (siehe Seite 18) mit einem Teil Apfelsaft.
Zwei weitere Sportgetränke spenden Ihnen nicht nur rasch Energie, sie sind auch schnell zubereitet und schmecken hervorragend:

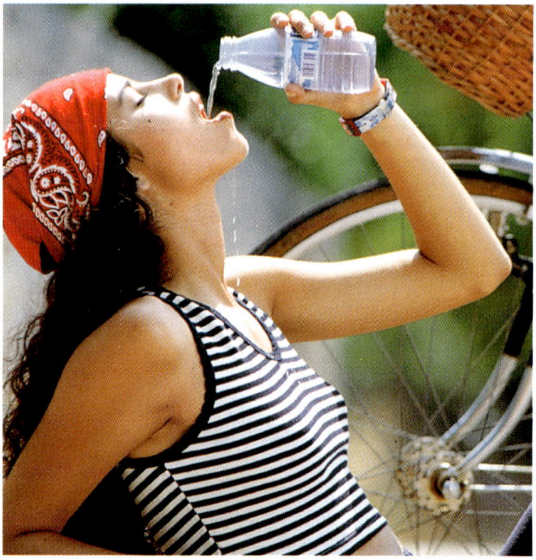

Sportler-Frucht-Drink

Für 1 Longdrinkglas:
100 ml Kirschsaft
1/2 Banane
1 Eßl. Birnendicksaft
100 ml Apfelsaft
etwa 100 ml Mineralwasser

Kirschsaft, Banane, Birnendicksaft und Apfelsaft gut durchmixen. Mit Mineralwasser auffüllen und sofort trinken.

Kefir-Kräuter-Drink

Für 1 Longdrinkglas:
100 ml Kefir
2 Eßl. feingehackte gemischte Kräuter wie Kresse, Kerbel, Petersilie, Schnittlauch
etwas Zitronensaft
Salz
Pfeffer aus der Mühle
Mineralwasser (mit Kohlensäure)

Den gut gekühlten Kefir mit den Kräutern und ein paar Tropfen Zitronensaft in ein Longdrinkglas geben. Mit wenig Salz und Pfeffer würzen. Dann mit Mineralwasser auffüllen und gut umrühren. Sofort trinken.

Richtig trinken: vor, während und nach dem Sport

Schon eine Stunde intensiven Sports kostet den Körper bis zu eineinhalb Liter Flüssigkeit. Bei einem Flüssigkeitsverlust von zwei Prozent des Körpergewichts kann das Blut nicht mehr genug Sauerstoff zu den Muskeln transportieren. Dadurch können die Muskeln frühzeitig übersäuern und rascher ermüden. Dagegen hilft nur reichliches Trinken, und zwar

Ohne Flüssigkeitsausgleich keine Leistung

- vorher: Füllen Sie rechtzeitig Ihre Flüssigkeitsdepots auf, indem Sie etwa eine halbe Stunde vor dem Sport zirka 0,5 Liter Mineralwasser oder Apfelsaftschorle trinken;
- während: Versuchen Sie während des Sporttreibens regelmäßig Pausen einzulegen, in denen Sie trinken. Ideal wäre es, alle 15 Minuten 0,2 Liter Mineralwasser oder Apfelsaftschorle zu trinken;
- nachher: Wenn Sie viel geschwitzt haben, müssen Sie den Flüssigkeits- und Mineralienverlust ausgleichen. Achten Sie aber darauf, daß Sie nicht zu hastig und keine allzu kalten oder heißen Getränke zu sich nehmen.

Schwangerschaft und Stillzeit: Gesund essen und viel trinken

Während der Schwangerschaft und Stillzeit ist es besonders wichtig, daß Sie auf abwechslungsreiche, ausgewogene Ernährung achten und für ausreichend Flüssigkeit sorgen, da der Bedarf an Vitaminen und Mineralien jetzt überdurchschnittlich hoch ist. Die empfohlenen zwei Liter Flüssigkeit sind in dieser Zeit das Minimum, um den Stoffwechsel in Schwung zu halten und die Nieren zu entlasten. Ein Mineralwasser mit hohem Magnesium-, aber mit niedrigem Natriumgehalt ist das beste Getränk während der Schwangerschaft und Stillzeit. Mit ein paar Spritzern Zitronensaft oder als Fruchtsaftschorle ist es wohlschmeckend und gut bekömmlich.

Oder Sie mixen sich einen vitaminreichen Saft, beispielsweise aus 100 ml Karottensaft und 1 Eßl. Dickmilch, den Sie mit etwas Zitronensaft, Muskatnuß, Salz und Pfeffer würzen und mit Mineralwasser auffüllen. Das geht ganz schnell und schmeckt ausgezeichnet.

Zur Abwechslung eine kleine »Vitaminspritze«

Das Wasser in Lebensmitteln

Unser Körper holt sich etwa einen Liter Flüssigkeit aus der Nahrung, die wir täglich zu uns nehmen. Deshalb ist es wichtig, daß wir bei der Auswahl unserer Lebensmittel auch auf deren Gehalt an Wasser achten: Während beispielsweise Brot nur aus 30 Prozent Wasser besteht, zählen Obst, Gemüse und Salate zu den Nahrungsmitteln, die von Natur aus einen sehr hohen Wassergehalt besitzen. Sie bestehen zu 80 bis 95 Prozent aus Wasser, Kartoffeln zu 75 Prozent. Wenn Sie also Obst, Gemüse und Salate täglich auf Ihrem Speiseplan stehen haben, versorgen Sie Ihren Körper nicht nur mit lebenswichtigen Nährstoffen, Sie sorgen auch dafür, daß Sie sich rundum wohl fühlen, weil Ihre Wasserbilanz täglich stimmt.

Einkaufs- und Zubereitungstips

- Nur frisches Obst und Gemüse der Saison verwenden, weil darin der Nährstoff- und Wassergehalt am höchsten ist.
- Vorwiegend heimische Gemüse- und Obstsorten aus kontrolliert biologischem Anbau kaufen.
- Nur in solchen Geschäften kaufen, von denen Sie wissen, daß die Frischprodukte nicht schon lange liegen, am besten direkt vom Bauern, auf Wochenmärkten oder in Obst- und Gemüseläden.
- Das Gemüse nur kurz waschen und nur so lange kochen, daß es noch Biß hat, sonst werden ihm wertvolle Nährstoffe wie Vitamine und Mineralien entzogen.

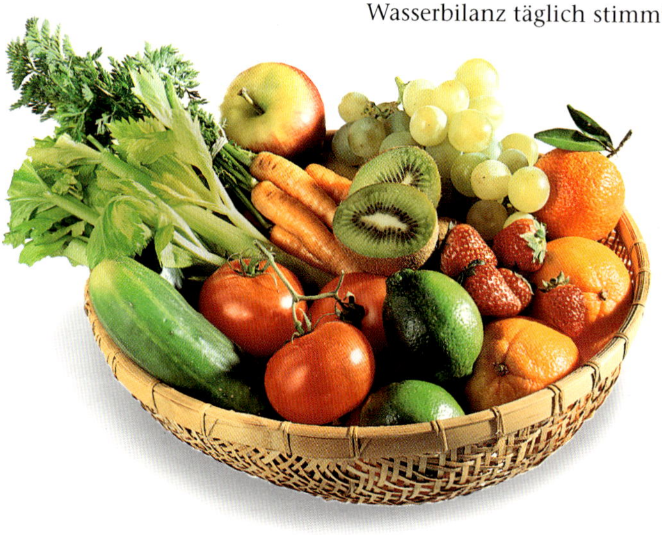

Obst, Gemüse und Salate zählen zu den wasserreichen Lebensmitteln, die täglich auf Ihrem Speiseplan stehen sollten.

Abnehmen auf natürliche Weise

Wer sich rigiden Eßvorschriften unterwirft, um zu seinen Traummaßen zu gelangen, tut Körper und Seele nichts Gutes. Sinnvoller ist es, den Anteil an wasserreicher Kost im täglichen Speiseplan zu erhöhen, Kuchen, Fleisch und Wurst dagegen zu reduzieren, viel zu trinken und sich viel zu bewegen. Auch der wöchentliche Obsttag oder die Rohkost-Kur hilft Ihnen, auf natürliche und gesunde Weise abzunehmen. Sie werden spüren und sehen, daß Sie überflüssige Pfunde ganz nebenbei verlieren – vielleicht nicht so schnell wie bei einer Radikaldiät, dafür aber dauerhafter (als Richtlinie: pro Monat ein bis zwei Kilo).

Obsttag und Rohkost-Kur: gesunde Diäten mit dauerhafter Wirkung

Verzichten Sie mittags einfach mal auf ein üppiges Mahl und bereiten Sie sich regelmäßig eines der beiden Rezepte zu:

Radieschen-Shake

Für 1 Portion:
1/2 Bund Radieschen
150 g fettarme Dickmilch
1 Eßl. Schnittlauchröllchen
1 Prise Salz
Pfeffer aus der Mühle
Mineralwasser (mit Kohlensäure)

Die Radieschen waschen und vierteln. Mit der Dickmilch und dem Schnittlauch pürieren. Mit Salz und Pfeffer würzen und abschmecken. In ein großes Glas geben, mit Mineralwasser auffüllen und gut umrühren.

Dazu gibt es 1 Scheibe Vollkornbrot.

Tomatenfresh

Für 1 Portion:
150 g reife Tomaten
50 g Salatgurke
2 Eßl. gehackte Petersilie
Kräutersalz
Pfeffer aus der Mühle
1/8 l Mineralwasser

Die Tomaten mit kochendem Wasser überbrühen, häuten, achteln und von den Stielansätzen befreien. Die Gurke schälen und in Stücke schneiden. Tomaten, Gurke und Petersilie im Mixer pürieren. Mit Pfeffer und Kräutersalz abschmecken und mit dem Mineralwasser in ein großes Glas füllen.

Köstlich-leichter Ersatz für ein üppiges Mittagessen

Dazu gibt es 2 Scheiben Knäckebrot.

Entgiften und Entschlacken

Wenn Sie ganz gezielt etwas für Ihre Gesundheit und gleichzeitig für Ihre Figur tun möchten, können Sie beispielsweise einmal pro Woche einen Obst- oder Rohkosttag einlegen und zusätzlich zweimal pro Jahr über mehrere Tage hinweg eine Kur mit Rohkost oder Säften machen. Beides sind Möglichkeiten, um die natürlichen Reinigungsprozesse des Körpers zu unterstützen. Mit einer Entgiftungs- und Entschlackungskur sorgen Sie dafür, daß Ihr Organismus schädliche Ablagerungen vermehrt ausscheidet.

Zweimal im Jahr den Körper von Giften befreien

Doch mit einer Kur allein ist es nicht getan: Damit Sie sich dauerhaft wohl fühlen, sollten Sie Ihre Ernährung ganz auf abwechslungsreiche, ausgewogene (Vollwert-)Kost umstellen und täglich zwei Liter Wasser trinken.

Ein Obsttag pro Woche

Wenn Sie regelmäßig einen Obsttag pro Woche einlegen möchten, sollten Sie sich für einen bestimmten Tag entscheiden, damit Sie sich auch innerlich darauf vorbereiten können. Wählen Sie dazu die Obstsorten aus, die Ihnen besonders gut schmecken. Sie brauchen also nicht nur die Früchte zu essen, die besonders viel Wasser oder Vitamine enthalten, wie zum Beispiel Melone, sondern auch die, die Sie einfach am liebsten essen. Frisch gepreßte Frucht-

Essen Sie einmal pro Woche nur Ihr Lieblingsobst

Großreinemachen im Körper

Wenn Sie häufig abgespannt und anfällig für Infekte sind, möglicherweise unter Schlafstörungen oder unreiner, entzündeter Haut leiden und/oder Verdauungsprobleme haben, so können diese Beschwerden Hinweise auf eine chronische, übermäßige Verschlackung des Körpers sein.
Eine stark eingeschränkte Ernährung wirkt positiv auf Körper, Geist und Seelenleben:

- Es kommt zur allgemeinen Umstimmung mit deutlicher Anregung der Abwehr- und Selbstheilungskräfte, so daß durch Schlacken und Gifte bereits eingetretene Schäden wieder repariert werden können.
- Die Ausscheidungs- und Entgiftungsfunktionen werden deutlich gesteigert, die Stoffwechselfunktionen aktiviert und viele Vitalstoffe zugeführt und dadurch eventuell bestehende Mangelzustände beseitigt.

säfte sind als flüssige Nahrungsmittel ebenfalls geeignet.

Das folgende Beispiel zeigt, wie Sie einen Obsttag pro Woche gestalten können:

Nach dem Aufstehen:

- Zwei Gläser zimmerwarmes Mineralwasser zur Anregung des Darms trinken.

Zum Frühstück:

- Zwei Gläser frisch gepreßten Orangensaft (oder Saft Ihrer Wahl), eine kleine Portion Müsli mit Früchten und ein bis zwei Tassen Kräuter- oder Früchtetee ohne Zucker trinken.

Als zweites Frühstück (wenn sich Hunger einstellt):

- Zwei Äpfel oder Obst Ihrer Wahl essen; ein Glas Mineralwasser trinken.

Zum Mittagessen:

- Obstsalat mit Früchten der Saison und eventuell zwei Scheiben Knäckebrot dazu essen; zwei Gläser Mineralwasser trinken.

Als Zwischenmahlzeit am Nachmittag:

- Zwei Gläser Obstsaft trinken oder frisches Obst essen; ein Glas Mineralwasser trinken.

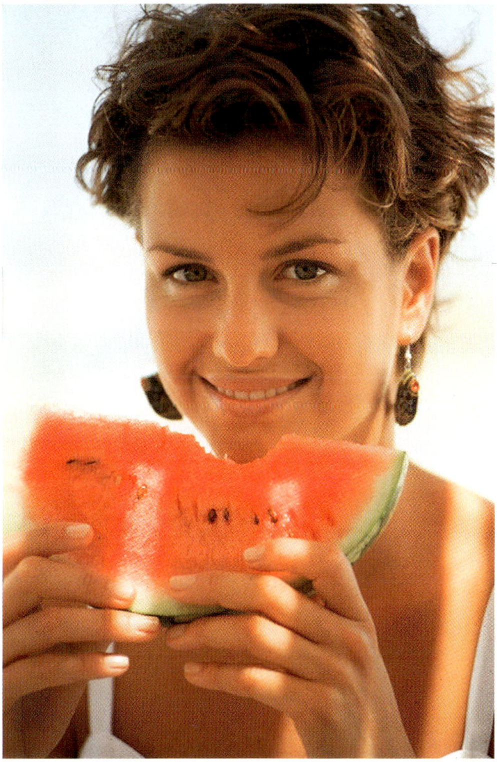

Zum Abendessen:

- Nur frisches Obst essen oder mit Naturjoghurt mischen, eine Scheibe Knäckebrot nach Belieben; zwei Gläser Mineralwasser trinken.

Vor dem Zubettgehen:

- Ein bis zwei Tassen Früchte- oder Kräutertee ohne Zucker trinken.

Mit frischem Obst der Saison, wie Beeren oder Wassermelonen im Sommer, halten Sie den Obsttag leicht durch.

Die Sieben-Tage-Kur mit Rohkost

Damit der Körper sich über eine längere Zeit hinweg reinigen kann, sollten Sie für die nun anschließende Rohkost-Kur sieben Tage einplanen. Sie können während dieser Zeit ohne weiteres Ihren Beruf ausüben, da Sie sich schon nach den ersten drei Tagen leistungsfähiger und aktiver fühlen.

Trotz Kur fit im Alltag

Folgende Tips und Regeln sollten Sie dabei unbedingt berücksichtigen und einhalten:

- Beginnen Sie die Kur immer mit einem Vorbereitungstag, damit Sie sich geistig-seelisch und körperlich auf das Kommende einstellen können. An diesem Tag wird die Ernährung schon deutlich eingeschränkt, was den Übergang zur Kur am Tag danach erleichtert. Als Vorbereitung ist der Obsttag von Seite 43 gut geeignet, wobei Sie statt der Früchte Rohkost (außer beim Müsli) und statt der Obst-Gemüsesäfte nehmen können.
- Am letzten Tag Ihrer Kur müssen Sie Ihren Körper wieder auf die kommende »Normalkost« vorbereiten. Gehen Sie wie am Vorbereitungstag vor und essen Sie ein Müsli, Knäcke- oder Vollkornbrot, Gemüsesäfte und Gemüsesuppen zusätzlich. Auch an den folgenden Tagen nach der Kur sollten Sie nicht gleich wieder Gebratenes, Fritiertes oder dergleichen zu sich nehmen. Essen Sie einfach Suppen und Salate, bis Sie wieder Lust auf etwas anderes verspüren.
- Während der Kur müssen Sie zwischen zwei und drei Liter trinken, damit die Gift- und Schlackstoffe optimal ausgeschwemmt werden. Zum Entschlacken ist Mineralwasser ohne Kohlensäure das beste Getränk. Morgens sollten Sie ein Heilwasser mit hohem Gehalt an Sulfat (siehe Seite 80) trinken, denn es bringt Ihren Darm natürlich auf Trab.

Zum Entschlacken bis zu drei Liter trinken

- Keine Genußmittel wie Alkohol oder Zigaretten in den sieben Tagen Kur!
- Ideal wäre es, vor der Kur eine Entspannungsmethode wie autogenes Training oder Atemübungen zu erlernen.

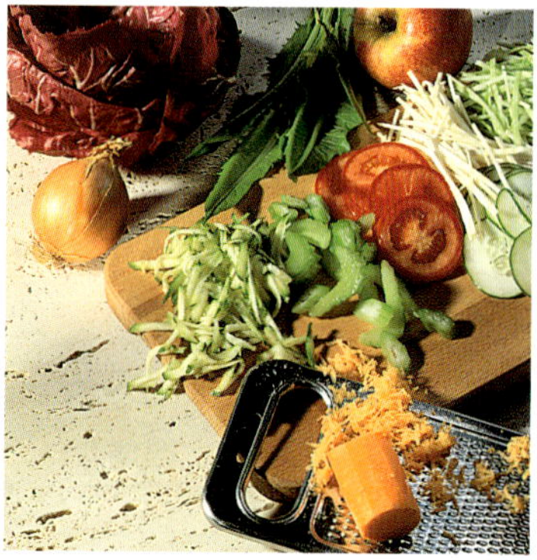

Abnehmen auf natürliche Weise

Und so können Sie die verbleibenden fünf Tage gestalten:

Nach dem Erwachen im Bett:

Tief ein- und ausatmen. Den Atem bis in den Bauch hineinziehen, so daß er sich anhebt. Dann langsam und bedächtig ausatmen, so lange, bis Ihr Körper wieder von selbst nach der Einatmung verlangt. Fünf solche tiefen Atemzüge machen und dabei entspannen.

Nach dem Aufstehen:

Zwei Gläser zimmerwarmes Heilwasser mit hohem Sulfatgehalt in kleinen Schlücken trinken. Anschließend Körperpflege mit anregender Wechseldusche (siehe Seite 47).

Zum Frühstück:

Essen Sie das Gemüse oder Obst, auf das Sie Appetit haben

200 g Rohkost essen, zum Beispiel eine Salat-und-Gemüseplatte, die aus grünem Salat, Möhren, Tomaten und Paprika bestehen kann. Zu allen Gemüsen und Salaten paßt ein Dressing aus frischen Kräutern und Magerjoghurt. Ein bis zwei Tassen Kräutertee ohne Zucker und ein Glas Mineralwasser trinken.

Zum zweiten Frühstück:

100 g frisches Obst nach Ihrer Wahl essen und dazu zwei Gläser Mineralwasser trinken.

Zum Mittagessen:

200 g Rohkost, zum Beispiel Blumenkohl, Staudensellerie, Salatgurke oder Tomaten. Zwei Gläser Mineralwasser nach dem Essen trinken. Wenn möglich, nach dem Mittagessen einen kleinen Spaziergang von 10 bis 15 Minuten machen.

Als Zwischenmahlzeit am Nachmittag:

100 g frisches Obst; zwei Gläser Mineralwasser.

Nach Feierabend:

Bewegen Sie sich nur so viel, wie es Ihnen guttut

Jeden zweiten Tag Ausdauersport an der frischen Luft wie Walking, an den anderen Tagen längere Spaziergänge unternehmen. Anschließend dem Durst entsprechend trinken.

Zum Abendessen:

150 g Rohkost, zum Beispiel Eisbergsalat, Möhren und Kohlrabi. Zwei Gläser Mineralwasser trinken.

Vor dem Schlafengehen (möglichst früh):

Lassen Sie es in diesen sieben Tagen ruhig angehen

Ein bis zwei Tassen schlaffördernden Baldriantee ohne Zucker trinken.

Im Bett:

Die Atemübungen vom Morgen wiederholen.

Kurort Badezimmer

Morgens zum Munterwerden, abends zum Entspannen und am Wochenende zur Schönheitspflege: Verwandeln Sie Ihr Badezimmer in ein Kurzentrum für Erholung, Erfrischung und Regeneration. Ob es der wärmende oder kühlende Strahl aus der Dusche ist oder ob Sie bis zu den Schultern im Wasser versinken – all dies tankt Körper, Geist und Seele mit neuer Energie auf, läßt Sie den Alltag vergessen und die Freuden des Wassers genießen. Wenn Sie sich etwas ganz Besonderes gönnen möchten, sollten Sie sich an einem Wochenende mit einer Thalassokur verwöhnen. Wie Sie diesen Luxus für Haut und Seele zu Hause durchführen können, erfahren Sie ab Seite 56.

Duschvergnügen oder Badespaß?

Ob Sie die prasselnden Wasserstrahlen bevorzugen oder lieber in der Wanne Körper und Seele baumeln lassen, hängt ganz von Ihren Bedürfnissen ab. Bei-

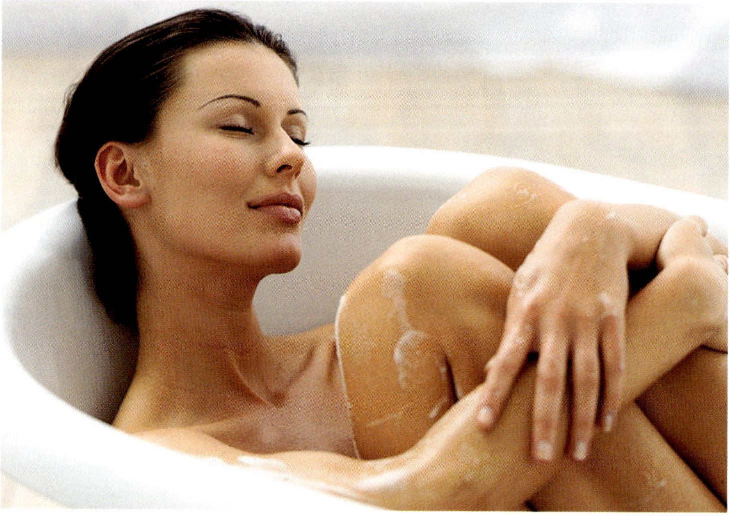

Ein warmes Vollbad ist eine Wohltat für den ganzen Körper. Es entspannt und läßt auch die Seele zur Ruhe kommen.

des sind Möglichkeiten, mit dem Element Wasser Wohltuendes zu erreichen: Während das Duschen schneller geht, weniger anstrengend als ein Vollbad ist und stimulierend auf Kreislauf und Psyche wirkt, können Sie sich beim Baden mehr Zeit lassen und die Schwerelosigkeit Ihres Körpers genießen. Außerdem spielt der Wasserdruck eine Rolle und mit welcher Wassertemperatur Ihre Haut in Berührung kommt: Kühles Wasser aus der Brause erfrischt, wechselwarmes Duschen kurbelt alle Körperfunktionen an, und warme Duschen lösen verspannte Körperpartien. Ein warmes Vollbad wirkt dagegen auf den ganzen Körper. Es entspannt und beruhigt strapazierte Nerven, es lockert körperliche wie seelische Verspannungen und läßt Sie den Alltagsstreß erst mal vergessen.

Duschen oder baden: ganz nach Stimmung, Zeit und Bedürfnis

Zur Überprüfung der Wassertemperatur verwenden Sie bitte ein Badethermometer.

Warm-kalte Dusche – fit für den Tag

Wenn Sie morgens Probleme mit dem Wachwerden haben und eine kräftige Anregung brauchen, hilft eine wechselwarme Dusche Ihrem Kreislauf auf die Sprünge. Das Wechselspiel von Wärme und Kälte übt außerdem einen besonderen Reiz auf das gesamte Gefäßsystem des Körpers aus: Durch das abwechselnde Erschlaffen (Wärme) und Zusammenziehen (Kälte) der Blutgefäße werden diese elastisch gehalten, was Sie bei regelmäßiger Anwendung weniger anfällig für Infektionskrankheiten macht.

So wird's gemacht

- Nachdem Sie ein paar Minuten warm geduscht und Ihren Körper gereinigt haben, stellen Sie für 10 Sekunden (von eins bis zehn zählen) auf kaltes Wasser um.

- Dann duschen Sie zwei bis drei Minuten mit warmem Wasser. Wechseln Sie insgesamt zwei- bis viermal die Wassertemperatur, je nachdem, wie fit Sie sich schon fühlen. Mit kaltem Wasser abschließen.

Warm-kalte Dusche: ein natürliches »Wundermittel« für den Kreislauf

- Die stimulierende Wirkung der Wechseldusche können Sie mit speziellen Duschmitteln noch intensivieren. Duschgels mit Meeresextrakten wie Algen oder Salz vor dem Duschen mit etwas Wasser in der Handfläche mischen und dann auf der Haut verteilen. (Diese Duschgels gibt es in der Apotheke.)

Kurort Badezimmer

Warme Dusche – das schnelle Entspannungsprogramm

Warmes Duschen löst Verspannungen

Wenn Sie nach einem anstrengenden Tag mit schmerzenden Muskeln nach Hause kommen, aber keine Zeit für ein Vollbad haben, hilft Ihnen eine warme Dusche, die Verspannungen zu lösen.
Meist sind es die Nacken- und Schultermuskeln, die bei Streß schmerzhaft verkrampfen. Wärme wirkt hier wahre Wunder, denn dadurch öffnen sich die Blutgefäße, so daß eine bessere Durchblutung des Muskelgewebes und der Haut möglich ist.
Die wohltuende Wirkung des warmen Wassers können Sie noch steigern, indem Sie unter dem Wasserstrahl sanfte Bewegungsübungen machen, die auf diesen Körperbereich abgestimmt sind.

So wird's gemacht

▶ Stellen Sie Ihren Brausekopf so ein, daß kein harter, stechender Strahl austritt, sondern daß das Wasser möglichst weich und ohne starken Druck über Ihren Körper fließt. Die Wassertemperatur sollte zwischen 37° und 39° Celsius liegen. Der ideale Abstand zwischen Haut und Brausekopf beträgt zwischen 30 und 40 Zentimeter.

▶ Stellen Sie sich ein paar Minuten mit dem Kopf unter die Dusche, schließen Sie Ihre Augen und lassen Sie das warme Wasser über Kopf und Körper rieseln. Atmen Sie dabei fünfmal tief ein und aus.

▶ Dann bewegen Sie Ihren Kopf langsam von rechts nach links und wieder von links nach rechts.

▶ Anschließend neigen Sie ihn nach vorne und abwechselnd zur Seite.

Vorsicht: Den Kopf nicht kreisen lassen!

Führen Sie aber bitte mit dem Kopf keine kreisenden Bewegungen aus, sonst könnte Ihnen schwindlig werden.

▶ Nun sind die Schultern an der Reihe: Kreisen Sie mit den Schultern langsam vor- und rückwärts, wobei das warme Wasser stets sanft über die Schulterpartien fließen sollte.

▶ Heben Sie danach beide Schultern sanft an und lassen sie dann wieder zurückgleiten.

▶ Wiederholen Sie die sanften Bewegungsübungen insgesamt zehnmal.

Kalte Dusche – Erfrischung an heißen Tagen

Wenn Sie im Süden sind oder wenn im Sommer zu Hause das Thermometer auf schweißtreibende Temperaturen ansteigt, hilft Ihnen eine kühle Dusche, die innere und äußere Hitze erträglicher werden zu lassen. Auch wenn Sie sehr nervös sind und das Gefühl haben, innerlich unter Strom zu stehen, sorgt kühles Wasser dafür, daß sich Ihr Geist und Ihre Nerven wieder beruhigen können.

Kaltes Duschen für Geist und Nerven

So wird's gemacht

▶ Stellen Sie sich unter die Dusche und regulieren Sie die Wassertemperatur so, daß es für Sie angenehm ist.

▶ Lassen Sie das kühle Wasser einfach so lange über Ihren Körper rieseln, bis Sie ein Gefühl von Frische verspüren.

▶ Nach drei bis vier Minuten beenden Sie das kühlende Duschvergnügen.

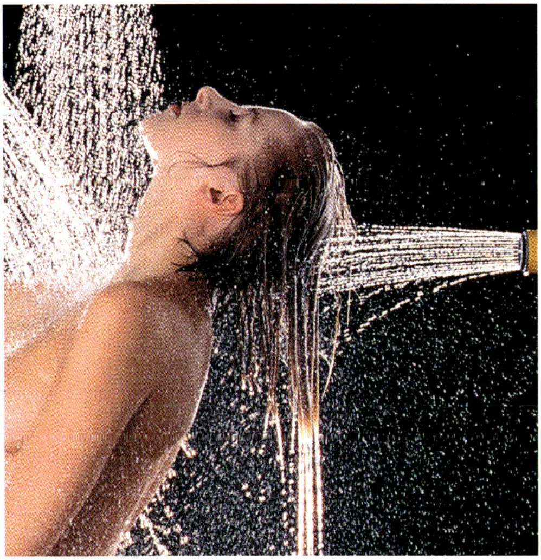

▶ Hüllen Sie sich danach in ein großes Badetuch ein und trocknen Sie sich sanft ab – Sie sollten sich auf keinen Fall heftig trockenrubbeln.

Genießen Sie an heißen Tagen die belebende Wirkung von kühlem Wasser.

Bitte beachten Sie

Wasser muß nicht eiskalt sein, um Sie zu erfrischen. Für den überhitzten Organismus ist es viel angenehmer und gesünder, wenn die Temperatur etwa 20° bis 25° Celsius beträgt.

Massage aus der Brause

Nach anstrengendem Sport, bei Muskelkater oder ganz einfach als tägliches Fitneßprogramm können Sie mit einem angenehmen Duschstrahl Ihren Körper massieren. Dafür benötigen Sie einen speziellen Brausekopf (im Fachhandel erhältlich), der mit einer leichten Handbewegung zu regulieren ist.

So wird's gemacht

- Stellen Sie den Duschkopf auf die gewünschte Intensität ein und lassen Sie zunächst Ihren Rücken und Ihre Vorderseite vom Wasserstrahl massieren.

- Dann nehmen Sie den Duschkopf in die Hand und führen die Wassermassage an beiden Beinen, Füßen sowie an den Armen durch.

Immer rechts beginnen!

- Beginnen Sie mit dem rechten Arm und führen Sie den Wasserstrahl außen von der Hand aufwärts bis zur Schulter und innen am Arm wieder hinab. Anschließend mit dem linken Arm wiederholen.

- Lassen Sie das Wasser über Ihren rechten Fuß laufen, führen Sie dann den Strahl von außen nach oben bis zum Po und innen am Bein wieder hinab. Wiederholen Sie das Ganze anschließend mit linkem Fuß und Bein.

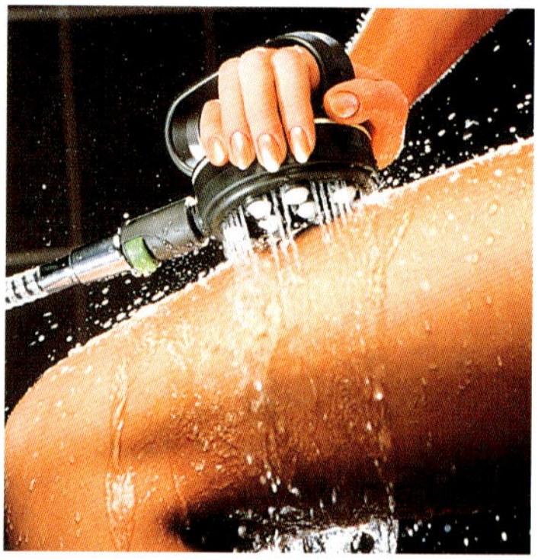

Beim Duschen können Sie den Körper massieren.

- Vergessen Sie beim Massieren das Atmen nicht: Atmen Sie während der Behandlung ruhig und gleichmäßig ein und aus, so daß Ihr Bauch sich wölbt sowie Brustkorb und Schultern sich anheben und wieder zurücksinken.

Info: Im Fachhandel gibt es auch Duschköpfe mit Bürste, in die Sie ein Duschgel (zum Beispiel mit Algenextrakt) füllen können: Per Knopfdruck strömt Ihr selbstgemischtes Meerwasser aus dem Brausekopf, das Sie mit der Bürste in die Haut einmassieren können – eine Wohltat für Haut und Muskeln.

Das warme Vollbad – Entspannung pur

Ob es Ihnen darum geht, nach einem anstrengenden Tag ein wenig zu entspannen und zur Ruhe zu kommen, ob Sie Ihre Schlaflosigkeit bekämpfen oder eine lästige Erkältung schneller loswerden möchten, ob Sie verspannte Muskeln lockern oder Schmerzen lindern wollen – in der Abgeschlossenheit des Badezimmers und in der Schwerelosigkeit des Wassers ist all dies möglich. Wenn Sie noch für eine friedvolle, harmonische Atmosphäre in Ihrem Badezimmer sorgen (eventuell ein paar Kerzen aufstellen, Entspannungsmusik hören), können Sie darin körperlich wie seelisch ein- und abtauchen.

Ein warmes Vollbad ist wie ein Mini-Urlaub vom Alltag

So wird's gemacht

- Informieren Sie Ihre Familie darüber, daß Sie eine Stunde lang nicht gestört werden möchten. Stellen Sie Ihren Anrufbeantworter an oder das Telefon ab und die Türglocke leise.

- Sorgen Sie rechtzeitig dafür, daß es im Badezimmer angenehm warm ist, insbesondere in der kalten Jahreszeit.

- Lassen Sie 35° bis 38° Celsius warmes Wasser einlaufen und steigen Sie erst dann in die Wanne, wenn sich genügend Wasser darin befindet. Ihre Schultern sollten bedeckt sein. (Bitte beachten Sie die Hinweise auf Seite 52).

- Legen Sie sich so bequem wie möglich hin (eventuell ein Plastikkissen unter den Nacken legen), schließen Sie Ihre Augen und atmen Sie tief ein und aus. Versuchen Sie an nichts Bestimmtes zu denken und entspannen Sie sich.

- Bleiben Sie maximal 20 Minuten im Wasser. Lassen Sie es dann bis zur Hälfte ablaufen, bevor Sie langsam aufstehen. Danach duschen Sie sich kurz mit kühlem Wasser ab, damit sich die im warmem Wasser weitgestellten Blutgefäße wieder normalisieren.

- Trocknen Sie Ihre Haut sanft ab (nicht abrubbeln!) und cremen Sie Ihren Körper mit einer hautpflegenden Lotion ein.

- Trinken Sie danach zwei Gläser Mineralwasser. Dann legen sich für etwa 15 Minuten ins Bett oder schlafen einfach ein, wenn Sie nichts vorhaben.

Nach dem Baden trinken

Bitte beachten Sie

Steigen Sie nicht mit vollem Magen in die Wanne und trinken Sie vor, während und nach dem Baden keinen Alkohol. Beides kann zu unangenehmen Körperreaktionen während eines Vollbads führen. Obwohl warme Vollbäder im allgemeinen gut vertragen werden, kann es manchmal vorkommen, daß Sie sich plötzlich unwohl fühlen. Warme oder heiße Bäder sind immer eine gewisse Belastung für den Kreislauf, weshalb gerade Menschen mit Kreislaufproblemen beim Baden vorsichtig sein sollten. Sobald die ersten Anzeichen von Unwohlsein oder Schwindelgefühlen auftreten, stehen Sie langsam auf, duschen Ihre Arme und Beine kurz kalt ab und legen sich sofort mit leicht erhöhten Beinen ins Bett.

Das Kräuterbad – lindernd und heilend bei Alltagsbeschwerden

Mit bestimmten Kräutern Beschwerden lindern

Obwohl warmes Wasser allein schon guttut, können Sie die Effektivität eines Vollbades noch weiter steigern. Mit bestimmten Badezusätzen kann man auf spezielle Beschwerden ganz gezielt eingehen, um das Gleichgewicht des Körpers wiederherzustellen.
Dafür eignen sich Heilkräuter besonders gut, da sie allein schon große Heilkraft besitzen – und in Verbindung mit dem Naturheilmittel Wasser haben sie schon oft wahre Wunder vollbracht.

So wird's gemacht

Kaufen Sie nur naturreine Produkte

- Achten Sie beim Kauf von fertigen Kräuterzusätzen immer auf hochwertige Produkte, denn viele dieser Mittel sind ganz oder teilweise chemisch hergestellt.
- Wenn Sie Ihren Badezusatz aus Kräutern selbst herstellen möchten, dann verwenden Sie getrocknete Kräuter aus Apotheke, Reformhaus oder Bioladen oder Sie nehmen selbst angebaute Kräuter.
- Geben Sie eine Handvoll davon in einen Topf mit 1 Liter Wasser.
- Das Wasser kurz aufkochen lassen, dann die Mischung etwa 5 Minuten lang bei schwacher Hitze köcheln lassen.
- Den Topf vom Herd nehmen und den Sud noch weitere fünf Minuten zugedeckt durchziehen lassen.
- Den Sud durch ein feines Sieb ins Badewasser schütten, fertig!

▶ Wassertemperatur 37 bis 39° Celsius, Badedauer etwa 20 Minuten. Dann eine halbe Stunde ins Bett legen und nachruhen.

Die besten Kräuterbäder und ihre Wirkungen

Angelikabad: Angelika – auch Engelwurz genannt – lindert Krämpfe, Koliken, Rheuma und Rückenschmerzen, beruhigt aber auch von außen her den Magen.

Baldrianbad: Beruhigt die Nerven und einen überreizten Magen. Außerdem lassen sich damit Blähungen, Schlaflosigkeit und Unterleibskrämpfe behandeln.

Fichtennadelbad: Der fertig zu kaufende Extrakt von Fichtennadeln wirkt im Badewasser gegen allgemeine Unruhe und schwache Nerven. Belebt den gesamten Organismus.

Johanniskrautbad: Ein Bad mit Johanniskraut wirkt bei Beschwerden der Wechseljahre, Kopfschmerzen, Gicht und Nervosität.

Kamillenbad: Kamille beruhigt, löst Krämpfe, fördert die Durchblutung, hilft bei Erkältungen sowie bei Rheuma und Magenkrämpfen.

Kiefernnadelbad: Der Extrakt aus Kiefernnadeln im Badewasser stärkt den gesamten Organismus und fördert eine vertiefte Atemweise.

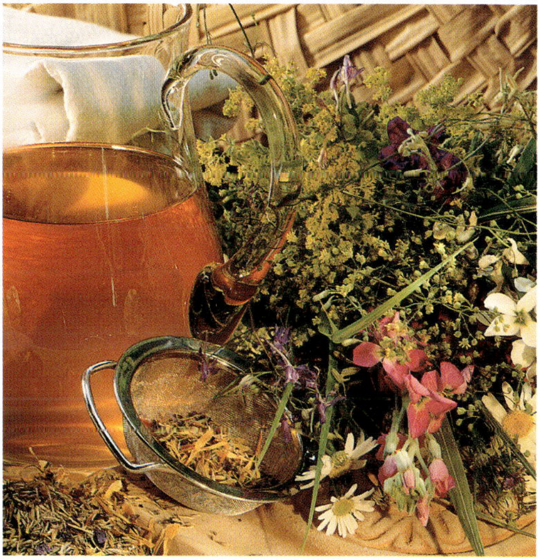

Jedes Kraut entfaltet andere wohltuende Wirkungen im Badewasser.

Lavendelbad: Die vielseitige Heilkraft des Lavendels stärkt Herz und Nerven, gleicht Kreislaufstörungen aus, beruhigt und bringt guten Schlaf.

Lindenblütenbad: Lindenblüten helfen dem Organismus, sich zu beruhigen. Man kann danach wieder besser schlafen, und eine drohende Erkältungskrankheit verflüchtigt sich.

Melissebad: Melisse entspannt, löst Krämpfe, wirkt gegen Streß und Rheuma.

Salbeibad: Salbei wirkt wohltuend bei Erkältungskrankheiten, beruhigt Magen und Nerven.

Schlüsselblumenbad: Es wirkt schweißtreibend und hilft bei Grippe und Brustkatarrh.

Das Schönheitsbad – Wohltat für Haut und Sinne

Schon von Kleopatra wissen wir, daß sie ihrer Schönheit zuliebe regelmäßig ein Bad aus Eselsmilch genoß. Allerdings erfüllen heutzutage Sahne oder Buttermilch im Badewasser, die mit ein paar Tropfen reiner ätherischer Öle verfeinert wurden, ihren hautpflegenden Zweck ebenso wie der kostbare Badezusatz der ägyptischen Königin. Ätherische Öle wirken besonders wohltuend auf die Psyche.

Schönheitsbäder werden schon seit alters genossen

Achtung: Sie sollten, um die genannten Wirkungen zu erzielen und eine gute Hautverträglichkeit sicherzustellen, auf die Qualität der Öle achten. Kaufen Sie nur Produkte, die auf der Flasche oder der Preisliste folgende Angaben aufweisen:

- 100 % reines ätherisches Öl (nicht naturidentisch oder Parfumöl),
- deutscher und lateinischer Pflanzenname,
- Gewinnungsverfahren sowie Kontrollnummer, über die das Öl bei Beanstandungen identifizierbar ist.

Nur hochwertige Öle verwenden!

Duftende Badezusätze – Wohltaten für die Seele

Öl	*Duft*	*anregend/ belebend*	*beruhigend/ entspannend*	*stimmungs-aufhellend*	*harmonisierend*	*erotisierend*	*angstlösend*
Benzoe	vanillig	●					
Siam	balsamisch		●	●			●
Grapefruit	frisch, fruchtig			●	●		
Jasmin	süß, betäubend		●		●	●	
Lavendel	herb, krautig	●	●		●		
Lemongrass	zitronig-frisch	●		●			
Limette	zitronig-süßlich	●		●	●		
Mandarine	fruchtig-süß	●		●	●		
Neroli	frisch mit warmem Unterton		●	●			●
Palmarosa	frisch, blumig		●	●	●		
Rose	warm, betörend				●	●	
Sandelholz	warm, holzig		●		●		
Ylang-Ylang	schwer, süßlich		●		●	●	
Zitrone	frisch, fruchtig	●		●			

So wird's gemacht

▶ Besorgen Sie sich ätherische Öle Ihrer Wahl (in Apotheken, Reformhäusern oder Bioläden erhältlich), die Sie zuvor durch eine Riechprobe als besonders angenehm empfunden haben.

▶ Duschen Sie sich mit einem Duschgel ab, bevor Sie in die Wanne steigen, da diese Bäder in erster Linie Ihrer Schönheit dienen und nicht reinigen.

▶ Geben Sie zwischen 5 und 8 Tropfen ätherisches Öl in einen halben Becher Sahne, Buttermilch oder Honig und schütten Sie diese Mischung ins Badewasser – ohne Emulgatoren schwimmen die Öle auf dem Wasser und können Hautreizungen hervorrufen.

Ätherische Öle nie direkt ins Wasser geben!

▶ Baden Sie bei einer Temperatur von 35° bis 36° C. Badedauer 20 Minuten.

Bitte beachten Sie

Mit der Dosierung sollten Sie stets sparsam umgehen, denn ein Zuviel kann Nebenwirkungen wie Kopfschmerzen, Übelkeit und Hautreizungen hervorrufen.

Die besten Bäder für schöne Haut

Auch Saft aus Früchten, Sahne, Buttermilch oder Honig allein eignen sich hervorragend als Schönheitsmittel, die Sie unverdünnt ins Badewasser gießen können.

Aprikosenbad: Erfrischt und fördert die Durchblutung (1 Liter Saft, am besten frisch aus dem Entsafter, auf ein Vollbad).
Honigbad: Eine Tasse Bienenhonig in warmer Milch auflösen – verschönt, glättet die Haut und beruhigt die Hautnerven.
Buttermilchbad: Frische Buttermilch (3 Liter auf eine Wanne – höchstens 35° Celsius) wirkt schonend und entzündungshemmend auf die Haut.
Sahnebad: Süße Sahne (1/2 Liter auf eine Wanne – höchstens 35° Celsius) macht die Haut samtig weich.

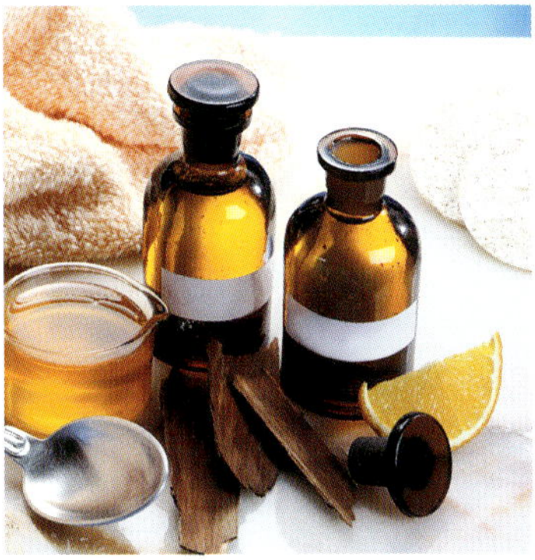

Ein paar Tropfen ätherische Öle im Vollbad sind eine Wohltat für Körper und Seele.

Thalassotherapie: Die Kraft des Meeres

Für die Thalassokur müssen Sie nicht wegfahren. Steigen Sie einfach in Ihre Badewanne.

Der griechische Philosoph Platon war, nachdem er selbst durch Meerwasser geheilt wurde, überzeugt: »Das Meer wäscht alle Leiden ab.« Heute ist die Heilkraft der Thalassotherapie (griech. Thalassos = Meer) wissenschaftlich untermauert und wird insbesondere bei Rheuma, Herzbeschwerden, Durchblutungsstörungen und Hauterkrankungen verordnet.

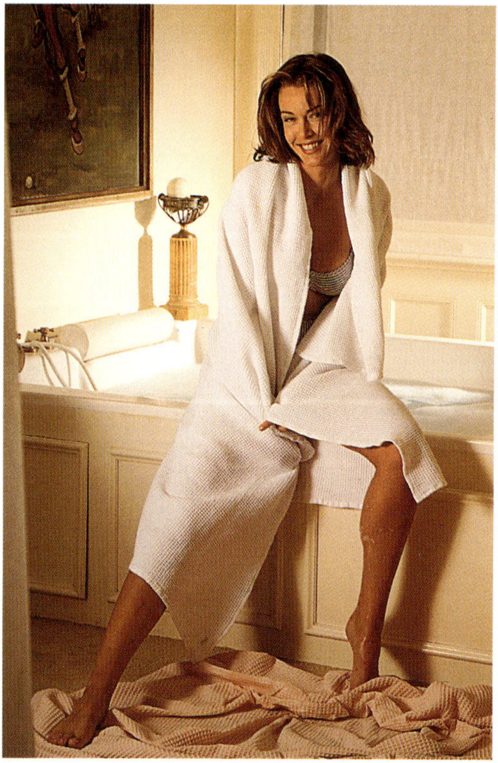

Das salzige Naß kann aber noch viel mehr – mit den Wirkstoffen aus dem Meer können Sie eine regelrechte Schönheitskur machen: Algen, Meersalz und Meerwasserschlamm sind nämlich besonders reich an Mineralien und Spurenelementen.

Vitalstoffe aus dem Meer sorgen für Schönheit und Fitneß

Diese Vitalstoffe üben einen starken Effekt auf Haut und Bindegewebe aus. Sie wirken glättend, straffend und sorgen für weiche Haut und für glänzendes Haar.
Außerdem werden Durchblutung, Entschlackung sowie Sauerstoffversorgung angeregt und die Zellerneuerung aktiviert.
Nach einem Bad in körperwarmem Salzwasser oder Algenschlamm fühlen Sie sich herrlich entspannt und erholt, und Sie stärken darüber hinaus Ihr Immunsystem.
All dies können Sie während einer Thalassotherapie in noblen Kurzentren, aber auch ohne weiteres zu Hause in der eigenen Badewanne genießen.

Baden wie Gott in Frankreich

Ursprungsland der modernen Thalassotherapie ist Frankreich: Entlang der Küste, von der Bretagne bis zur Côte d'Azur, finden sich zahlreiche Kurzentren, die sich auf Meerwasser-Therapien spezialisiert haben. In jüngster Zeit werden die medizinisch verordneten Behandlungen auch zunehmend mit Luxus kombiniert: Statt im Kurheim können Sie sich in noblen Hotels und Badehäusern aus Marmor verwöhnen lassen.

Thalassokuren am besten zwei mal im Jahr

Damit die wohltuenden Effekte einer Thalassotherapie eintreten können, sollte eine Kur neun bis 12 Tage dauern und am besten zweimal im Jahr durchgeführt werden.

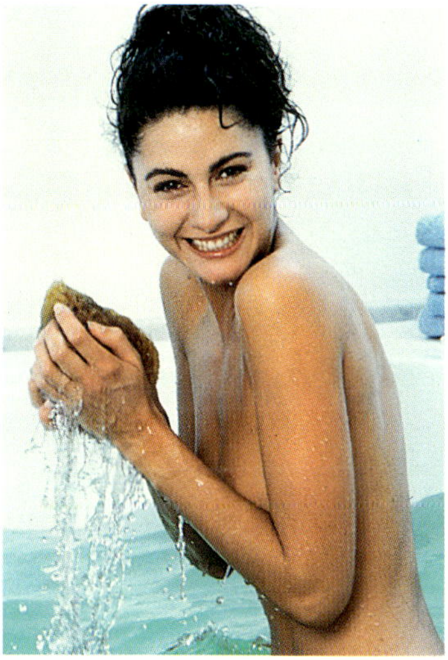

Schon nach dem ersten Thalasso-Wochenende werden Sie die positive Wirkung spüren.

Die Thalasso-Schönheitskur fürs Wochenende

Sie müssen nicht unbedingt an die Meeresküste Frankreichs reisen, um in den Genuß einer Thalassokur zu kommen. Einige Anwendungen können Sie auch problemlos zu Hause im eigenen Badezimmer durchführen – von der kosmetischen Gesichtsbehandlung über die Körperpackung bis zum aktivierenden Algen- oder Meersalzbad. Sämtliche Mittel und Zusätze, die Sie dafür benötigen, gibt es in der Apotheke, im Reformhaus oder sie sind über spezielle Firmen zu beziehen, die sich auf Thalasso-Produkte spezialisiert haben (siehe Anhang).
Fangen Sie erstmal mit einem »Schnupper-Wochenende« an, an dem Sie sich ganz intensiv Ihrem Körper und Gesicht widmen. Danach sollten Sie die Anwendungen zweimal die Woche weiterführen oder sich mehrere solcher Schönheits-Wochenenden hintereinander gönnen.

Thalassotherapie: Die Kraft des Meeres

Freitag abend

Beginnen Sie Ihre persönliche Schönheitsbehandlung am Freitag zum Hineingleiten ins Wochenende mit folgenden Anwendungen:

Reinigung und Peeling

Beginnen Sie Ihre Kur mit einer gründlichen Reinigung

Vor dem Baden müssen Sie Ihren Körper zunächst gründlich reinigen, denn Talg- und Schweißreste können das Eindringen der Wirkstoffe behindern.

So wird's gemacht

- Reiben Sie Gesicht und Körper mit einer Meersalz-Peelingcreme oder einem Meeres-Duschschaum ein.
- Duschen Sie sich mit warmem Wasser gut ab.

Das Meersalzbad

Ein Bad mit Meersalz ist eine wahre Wohltat für Ihre Haut. Sobald sich die feinen Salzkristalle im Wasser aufgelöst haben, entfalten sie ihre Wirkung: Ist die Salzkonzentration auf der Haut höher als im Gewebe, wird ein Ausgleich zwischen den Flüssigkeiten innen und außen geschaffen, indem ein Teil des Gewebewassers nach außen dringt. Gleichzeitig werden dabei Mineralien und Spurenelemente von der Haut aufgenommen. Dieser Entwässerungseffekt macht sich auf der Haut deutlich bemerkbar: nach einem Meersalzbad ist sie straffer und fester. Außerdem sieht die Haut rosiger aus als vorher, weil sie besser durchfeuchtet wird.

Straffes Gewebe, schöne Haut: Meersalz, das Beautywunder

Da die Meersalz-Badezusätze reich an Magnesium, dem Anti-Streß-Mineral, sind, spüren Sie dies an der Entspannung, die sich bald wohltuend bemerkbar macht.

Bitte beachten Sie

Meersalzbäder wirken stark anregend. Deshalb sollten Sie sie nicht unmittelbar vor dem Schlafengehen nehmen.

So wird's gemacht

- Besorgen Sie sich einen Badezusatz aus Meersalz (in Apotheke oder Reformhaus) und schütten Sie etwa ein 250 bis 500 g Meersalz in die Badewanne.
- Lassen Sie dann 36° Celsius warmes Wasser einlaufen und steigen Sie in die Wanne.

▶ Bleiben Sie 15 bis 20 Minuten im Wasser. Danach nicht abduschen. Hüllen Sie sich in ein großes Badetuch und ruhen Sie sich nochmals so lange aus.

Der Algendrink

Um die Wirkung der Thalasso-Anwendungen von innen zu unterstützen, bereiten Sie sich nach dem Bad ein Getränk mit Algenextrakten zu.

So wird's gemacht

▶ Je nachdem, welche Wirkung Sie erzielen möchten, besorgen Sie sich spezielle Trinkmischungen mit dem Anti-Streß-Mineral Magnesium oder einem Konzentrat der Fucus-Alge, das die Entschlackung von innen unterstützt. Est gibt auch Algentees zur Entschlackung (alles aus Apotheke oder Reformhaus).

Die Natur-Extrakte aus dem Meer wirken auch von innen

▶ Bereiten das Getränk nach Vorschrift zu und trinken Sie es schluckweise vor dem Schlafen.

Bitte beachten Sie

Bei Allergien oder Schilddrüsenproblemen sollten Sie unbedingt vorher den Arzt fragen!

Thalasso-Vital-Strahl

Wenn Sie verspannt sind, aber keine Zeit für ein Vollbad haben, hilft Ihnen auch der Thalasso-Vital-Strahl aus der Dusche.

Die schnelle Entspannung aus der Dusche

So wird's gemacht

▶ Besorgen Sie sich einen verstellbaren Brausekopf, den Sie auf Duschstrahl einstellen.

▶ Stellen Sie 36° Celsius warmes Wasser ein und seifen Sie sich mit Algenseife oder Algenduschgel ein.

▶ Neigen Sie den Kopf locker nach vorn, so daß der Duschstrahl auf Hals und Nacken trifft und diese massiert.

▶ Nach ein paar Minuten beugen Sie Ihren Oberkörper leicht vor, so daß der Strahl nun auf den Rücken treffen kann. Indem Sie sich langsam immer weiter nach vorne beugen, massiert Sie der warme Strahl bis hinunter zum Kreuzbereich.

▶ Wiederholen Sie die Massage vom Hals bis zum Kreuz insgesamt dreimal. Danach ruhen Sie sich, warm eingehüllt, ein wenig aus und nehmen den Algendrink zu sich.

Thalassotherapie: Die Kraft des Meeres

Samstag

Nach dem Aufstehen und vor dem Mittagessen nehmen Sie wieder einen Algendrink zu sich. Während des Tages können Sie sich mit folgenden Anwendungen verwöhnen:

Das Algen-Sprudelbad

Ein Algensprudelbad vitalisiert

Zu den wichtigsten Anwendungen der klassischen Thalassotherapie gehören die Meersalzbäder in der Sprudelwanne. Sie können diese auch zu Hause durchführen und die vitalisierenden und regenerierenden Wirkungen eines Thalasso-Bades genießen.
Für das Sprudelbad benötigen Sie Thalasso-Algen-Badetabletten. Diese sprudelnden Brausetabs enthalten Mineralien aus dem Meer sowie pflanzliche Pflegeöle.

So wird's gemacht

▶ Bevor Sie in die Wanne steigen, müssen Sie Ihren Körper wieder gründlich reinigen (siehe Freitag).

▶ Lassen Sie 35° Celsius warmes Wasser in die Wanne laufen und legen Sie sich eine Tablette unter den Rücken. Sobald die Tablette mit Wasser in Berührung kommt, werden kleine Bläschen freigesetzt, die Ihren Körper zart massieren.

▶ Eine weitaus intensivere Massagewirkung können Sie durch eine Luftsprudelmatte, die auf den Wannenboden gelegt wird, erreichen (im Fachhandel erhältlich). Sie ist per Schlauch mit einem Regler verbunden, so daß die Luftzufuhr ganz individuell dosiert werden kann. Geben Sie dem Wasser nur noch ein wenig nichtschäumenden Algen-Badezusatz bei.

▶ Bleiben Sie 15 bis 20 Minuten im Bad. Duschen Sie sich nicht ab, hüllen Sie sich gleich in Ihr Badetuch ein und ruhen Sie sich nach dem Bad mindestens 20 Minuten lang aus.

Nach dem Baden ruhen!

Die Algencremepackung

Eine Cremepackung mit Algenextrakten intensiviert die Wirkung des vorangegangenen Algen-Sprudelbads: Ihre Haut wird sich seidenweich und glatt anfühlen.

So wird's gemacht

▶ Legen Sie sich Algencreme, Haushaltsfolie (siehe auch Hinweis Seite 61) sowie ein großes Handtuch bereit.

Eine Algenpackung ist nicht nur super gegen Cellulite, sondern wirkt auch anregend auf den gesamten Stoffwechsel.

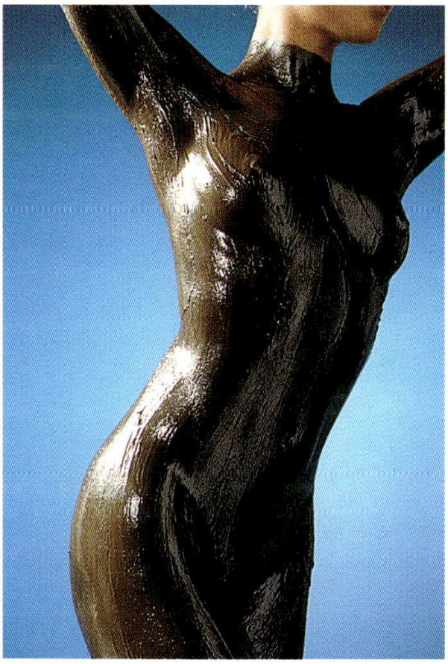

- Stellen Sie sich in die Badewanne und tragen Sie die Algencreme auf Ihren Körper (Gesicht aussparen) auf. Vergessen Sie die Fußsohlen nicht.

- Danach wickeln Sie Ihren Körper mit der Folie ein, damit die Wirkstoffe durch die Wärmeentwicklung besser in die Haut eindringen können.

- In das Handtuch warm eingepackt, lassen Sie die Packung 30 Minuten lang einwirken. Bleiben Sie dazu in der Badewanne sitzen und hören Sie entspannende Musik (Seite 67).

- Duschen Sie sich danach gründlich ab und ruhen Sie sich nochmals 30 Minuten lang aus.

Info: Einfacher geht es natürlich, wenn Ihnen bei dieser Anwendung jemand beim Eincremen und -wickeln hilft. Wer das Ganze erst einmal ausprobieren möchte, der kann auch nur Problemzonen behandeln wie Oberschenkel oder Po.

Bitte beachten Sie

Benutzen Sie zum Einwickeln Ihres Körpers nur lebensmittelgeeignete Haushaltsfolie. Folie aus der Reinigung ist zum Beispiel chemisch präpariert und für den Hautkontakt nicht geeignet.

Sonntag

Der Sonntag beginnt mit einer Dusche, die Sie so richtig in Schwung bringen wird. Danach mixen Sie sich wieder Ihr Algengetränk. Zusätzlich können Sie sich an diesem Tag Ihren Problemzonen einmal intensiv widmen.

Rücken Sie Ihren Problemzonen zu Leibe!

Meeresbrise aus der Dusche

Sicherlich haben Sie schon einmal gespürt, daß bei stürmischer See die Luft besonders sauber wirkt und Sie zum tiefen Durchatmen anregt. Feinste Wasser-

Thalassotherapie: Die Kraft des Meeres

tröpfchen wirbeln durch die Luft (Aerosol), die mit besonders vielen negativen Ionen (elektrisch geladenen Teilchen) angereichert ist, was sich auf unser Wohlbefinden positiver auswirkt als die normale Luft, die wesentlich trockener ist und kaum Negativ-Ionen enthält. Ionisiertes Aerosol nehmen wir über die Haut und Atemwege auf, und es bewirkt, daß man sich frisch und munter fühlt.

Holen Sie sich eine Meeresbrise nach Hause

Mit einem speziellen Duschkopf (»Aqua Energiseur« im Fachhandel erhältlich) und Thalasso-Algentabs (siehe Bezugsquelle im Anhang) können Sie sich diese belebende Meeresbrise ins eigene Badezimmer holen.

So wird's gemacht

▶ Legen Sie in den Duschkopf eine Thalasso-Algen-Tablette ein, die sich während des Duschens langsam auflöst.

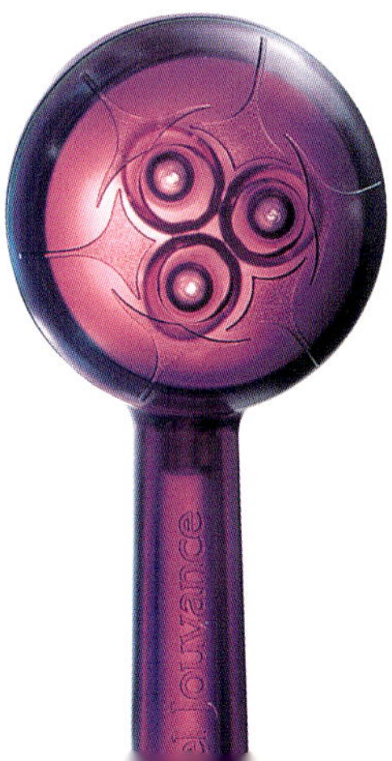

▶ Drehen Sie den Wasserhahn auf 35° bis 36° Celsius, und atmen Sie während des Duschens tief ein und aus. Genießen Sie 5 bis 10 Minuten das belebende Duschvergnügen.

Schlamm-Maske für reine Gesichtshaut

Meeresschlamm enthält neben wertvollen Mineralien reichlich Kaolin, eine Art Tonerde, die überschüssiges Fett und Bakterien aufsaugt. Gleichzeitig wirkt er beruhigend und desinfizierend, was Unreinheiten und Pickel zum Verschwinden bringt und glänzende Haut matt aussehen läßt. Nach dem Bad ist die beste Zeit, um die Maske aufzutragen, denn die Haut ist jetzt besonders aufnahmefähig.

Maske am besten nach dem Baden auftragen

So wird's gemacht

▶ Tragen Sie die Meeresschlamm-Maske (zum Beispiel aus der Apotheke) dick und gleichmäßig auf die trockene Haut von Gesicht, Hals, Dekolleté und Schultern auf.

▶ Die Maske ist nach 10 bis 15 Minuten vollständig angetrocknet. Entfernen Sie sie mit einem feuchten Tuch und spülen Sie die Körperpartien mit viel lauwarmem Wasser gründlich ab.

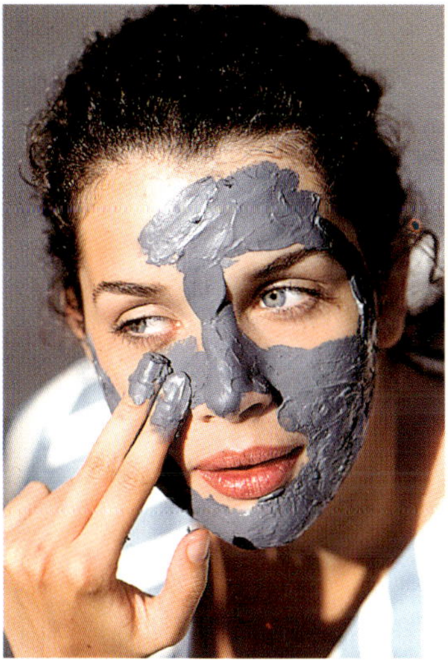

Die Wirkstoffe der Maske sorgen für eine zarte und reine Haut.

▶ Auch nach der Wochenendkur können Sie diese Maske ein- bis zweimal wöchentlich anwenden. Ihr Hautbild wird sich im Laufe der Zeit sichtlich verbessern.

Die Luga-Massage

Hinter diesem Begriff verbirgt sich eine Meersalz-Lösung, die eine hohe Konzentration an Magnesium und außerdem noch Vitalstoffe wie Kalzium, Jod und Eisen enthält. Dieses hochwirksame Substrat unterstützt den zellaktivierenden, hautstraffenden Effekt auf optimale Weise, weshalb Sie ihn ganz gezielt für die Problemzonen Ihres Körpers einsetzen können, wie beispielsweise bei Orangenhaut an Bauch, Po oder Oberschenkeln. Durch das Einmassieren der Lösung wird die Wirkung noch um ein Vielfaches gesteigert.

So wird's gemacht

▶ Verteilen Sie die Luga-Lösung (siehe Bezugsquellen im Anhang) auf den Problemzonen Ihres Körpers und massieren Sie sie mit einem Luffa-Handschuh (in Apotheken und Reformhäusern erhältlich) sanft in die Haut ein.

▶ Lassen Sie die Lösung dann 5 bis 10 Minuten in die Haut einziehen.

▶ Duschen Sie sich anschließend mit lauwarmem Wasser gründlich ab.

Nach dem Wochenende:

Natürlich sollten Sie sämtliche Thalasso-Anwendungen regelmäßig durchführen wie beispielsweise täglich ein bis zwei Algengetränke, ein- bis zweimal pro Woche Peeling mit Algen- oder Meersalzbad, anschließend Algencremepackung. Ihren Problemzonen sollten Sie sich ohnehin regelmäßig widmen, denn nur so können sich spür- und sichtbare Erfolge einstellen.

Nur regelmäßige Anwendungen bringen Erfolg

Gesichtspflege mit Wasser

Rosige Haut und strahlendes Aussehen

In der Kosmetikbranche hat man die Bedeutung des Wassers für unser Aussehen schon lange erkannt: Mit Feuchtigkeitslotionen wird versucht, die Haut von außen mit Wasser zu versorgen, damit wir einen strahlenden Teint erhalten.
Mit Thermalwasser hergestellte Cremes wirken positiv auf den Zustand der Haut.
All diese Lotionen und Cremes nützen aber nichts, wenn Sie nicht genügend Flüssigkeit zu sich nehmen, denn auch von innen sorgt das Wasser vor allem dafür, daß unsere Haut frisch und prall aussieht. Trinken Sie viel, sonst helfen auch keine feuchtigkeitsspendenden Wundermittel aus der Drogerie.

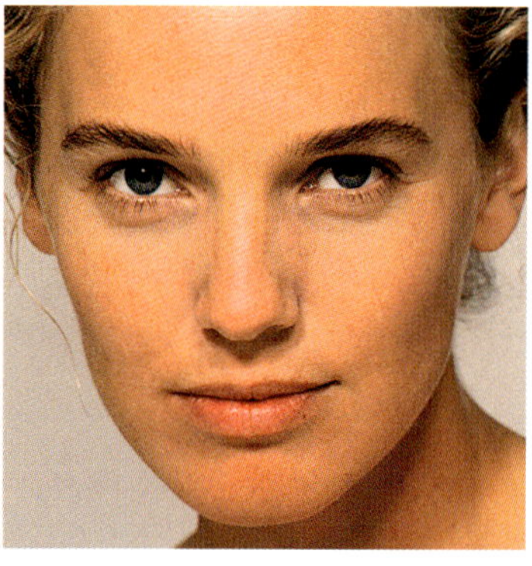

Unsere Gesichtshaut braucht viel Feuchtigkeit und Pflege.

Natürliche Wasserkosmetik

Neben den wirksamen Meersalz-Produkten der Thalassotherapie gibt es noch weitere Möglichkeiten, Ihre Haut zu verwöhnen. Dazu finden Sie hier einige Rezepte der natürlichen Wasserkosmetik, die Sie leicht selbst herstellen und anwenden können. Schon beim ersten Mal werden Sie sichtbare Erfolge feststellen: Die Haut sieht rein und gepflegt aus, und die Haare bekommen einen seidigen Glanz. Befolgen Sie ganz einfach die anschließenden Ratschläge für die Vorgehensweise, und Sie werden sich wie nach einem Besuch bei der Kosmetikerin fühlen.

Natürliche Wasserkosmetik ist leicht anwendbar

▶ So reinigen Sie Ihr Gesicht:

- Entfernen Sie mit einem Wattebausch und warmem Wasser Ihr Make-up.
- Bürsten Sie Ihre Haut dann sanft mit einer Gesichtsbürste (aus Drogerie oder Parfümerie).

- Danach waschen Sie Ihr Gesicht mit warmem Wasser. Dies bringt die oberste Hautschicht zum Quellen und erweicht sie, so daß der Schmutz sich nun leichter löst.
- Nun tragen Sie eine milde Reinigungsmilch mit Thermalwasserzusatz (in Apotheken erhältlich) auf, die sie danach gründlich mit lauwarmem Wasser wieder abwaschen.
- Tupfen Sie Ihr Gesicht mit einem Handtuch trocken (nicht rubbeln!).

▶ So arbeiten Sie mit Wasserdampf:

- Bringen Sie einen Liter Wasser zum Kochen. In das abgekochte Wasser legen Sie einen Teebeutel mit Kamillentee.
- Setzen Sie sich mit einem großen Handtuch über den Kopf über das etwas abgekühlte Wasser und lassen Sie den Wasserdampf etwa 5 Minuten lang Ihre Haut aufweichen.
- Tupfen Sie danach das Wasser vorsichtig vom Gesicht ab.

Der Kamillendampf hat Ihre Poren erweitert und aufnahmebereit für die anschließende Gesichtsmaske gemacht. Das Gesichtsdampfbad läßt auch Hautunreinheiten rascher abklingen, und es beruhigt die empfindliche Haut.

▶ So machen Sie eine Maske:

- Tragen Sie die Gesichtsmaske von Seite 66 (Augenpartie auslassen!) auf, die Sie 15 Minuten lang einwirken lassen.
- Mit lauwarmem Wasser abspülen.

▶ So erfrischen Sie sich:

- Tragen Sie im Anschluß daran ein erfrischendes, hautberuhigendes Gesichtswasser mit einem Wattepad auf.

▶ So pflegen Sie Ihr Haar:

- Waschen Sie Ihre Haare mit einem milden Shampoo, spülen Sie sie mit normalem Leitungswasser gründlich aus.
- Anschließend übergießen Sie die Haare mit einer Flasche zimmerwarmem Mineralwasser, das die Kalkreste, die vom Leitungswasser im Haar zurückbleiben und es stumpf aussehen lassen, wegspült.
- Hüllen Sie die nassen Haare in ein Handtuch (nicht trockenrubbeln!) und lassen Sie sie unter dem Handtuchturban noch etwa 5 Minuten ruhen, bevor Sie sie fönen.

Mineralwasser entfernt Kalkreste aus Ihrem Haar

Währenddessen können Sie eine Gesichtscreme auftragen, die aus Meerwasser besteht und mit Algenextrakt angereichert ist (in Apotheken erhältlich).

Gesichtspflege mit Wasser

Nur das Beste für die Haut

Schnelle Hilfe für müde, abgespannte Haut:
Reiben Sie Ihr Gesicht nach der Reinigung mit einem Mineralwasser-Eiswürfel ein paar Minuten lang ab. Das verleiht Ihrer Haut ein rosiges Aussehen, und große Hautporen ziehen sich zusammen.

Hautberuhigendes Gesichtswasser mit Aromaölen:
(für empfindliche Haut)
7 Tropfen Lavendelöl
2 Tropfen Myrteöl
4 Tropfen Geraniumöl
1 Tropfen Melissenöl
100 ml destilliertes Wasser

Für jeden Hauttyp etwas

Hautpflegendes Gesichtswasser mit Teebaumöl:
(für jeden Hauttyp)
15 Tropfen Teebaumöl
15 Tropfen Lavendelöl
25 ml Hamameliswasser
75 ml destilliertes Wasser

Reinigende und pflegende Gesichtsmaske mit Heilerde:
(für großporige, zu Unreinheiten neigende Haut)
1 gehäufter Eßl. Luvos-Heilerde
2 Eßl. Mineralwasser
1/2 Teel. flüssiger Honig
1 Tropfen Lavendelöl
1 Tropfen Rosenöl

Info: Sämtliche Zutaten für die Gesichtswässer erhalten Sie in der Apotheke. Vermischen Sie die Zutaten entsprechend der angegebenen Reihenfolge und füllen Sie die Gesichtswässer in eine Lichtschutzflasche. Vor Gebrauch immer gut schütteln.

Wasser und Psyche

Äußere Schönheit ist immer auch eine innere Angelegenheit: Wer über eine positive Lebenseinstellung verfügt, seine Gefühle zum Ausdruck bringt und seiner Seele genügend Freiraum läßt, strahlt dies auch nach außen hin aus. Auf Ihrem Weg zu innerer Gelassenheit und einem ausgeglichenen Verhältnis zwischen Spannung und Entspannung kann Ihnen Wasser helfen. In der Psychologie ist das Element Wasser ein Symbol für unser Unbewußtes, für die Tiefen unserer Seele. Wenn Sie von Wasser träumen, hat dies immer etwas mit Ihrer ursprünglichen Lebensenergie zu tun: Fließt klares, reines Wasser im Traum, fühlen Sie sich ebenso. Hochwasser und Überschwemmung läßt sich als zuviel Lebensverantwortung deuten, Sie werden von Sorgen

Wasser wirkt ausgleichend auf die Psyche

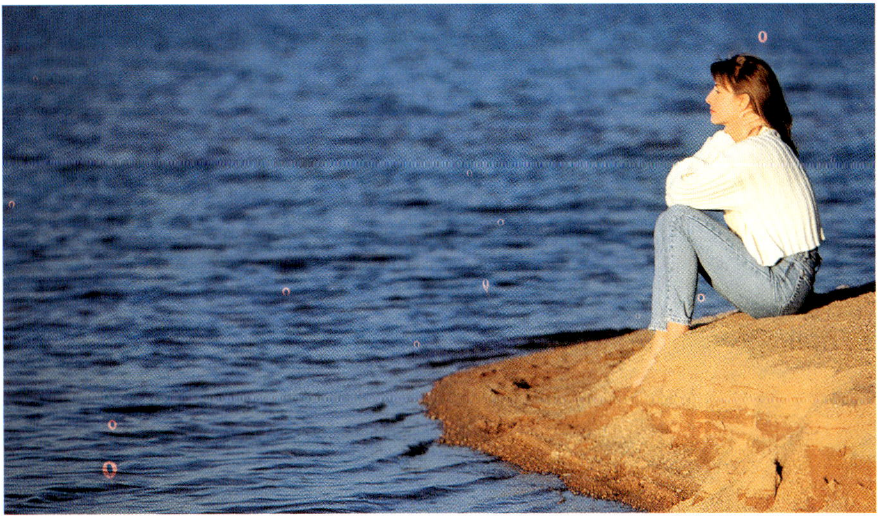

und Kummer regelrecht überschwemmt. Wenn Sie sich träumend baden, stecken Sie voller Tatendrang, reinigen sich von Altem und beginnen einen neuen Lebensabschnitt.

Eintauchen in die Tiefen der Seele

Egal wie Sie mit Wasser in Berührung kommen – es wirkt auf Sie

Ob im warmen Vollbad oder beim Schwimmen im Meer oder Badesee – Wasser ist ein ideales Entspannungsmittel. Doch selbst wenn Sie nicht mit Wasser in Berührung kommen, es nur hören, wirkt dieses Element beruhigend und ausgleichend auf Ihre Sinne: Sobald das Rauschen des Meeres oder das Plätschern eines Gebirgsbaches an Ihr Ohr dringt, entspannen sich Ihre Muskeln, die Atmung vertieft sich und Ihre Gedanken kommen ins Fließen. Die Geräusche des Wassers üben auf unsere Seele eine nahezu magische Anziehung und Faszination aus. Sie können dies nutzen, indem Sie abends vor dem Zubettgehen, nach einem anstrengenden Tag oder vor einer wichtigen Prüfung mit diesen Naturklängen im Ohr entspannen (entsprechende Kassetten und CDs gibt es im Musikhandel oder in Buchhandlungen). Wenn Sie diese Quelle anzapfen und regelmäßig in die Tiefen Ihrer Seele eintauchen, zeigt sich dies auf Ihrem Gesicht, an Ihrer Körperhaltung und am Umgang mit sich und anderen.

Die Seele baumeln lassen und einfach nur dem Rauschen des Meeres zuhören, das ist Entspannung pur.

Kurort Meer, Badesee und Schwimmbad

Wasser und Sport

Schwimmen wirkt positiv auf den gesamten Organismus

Ganz gleich, ob Sie Ihren Körper im Meer, Badesee oder Schwimmbad zu Wasser lassen – Schwimmen und Wassergymnastik harmonisieren den gesamten Organismus. Wer diesen gesunden Wassersport betreibt, hat sich eine neue Dimension erobert mit anderen, geschmeidigeren und schwereloseren Bewegungsmöglichkeiten, als dies zu Lande möglich ist. Hinzu kommen die gesunden Reize des Wassers (siehe Seite 20), die sich in vielfältiger Hinsicht positiv auf die Gesundheit auswirken.

Bevor Sie jedoch ins Wasser gehen, sollten Sie die folgenden Ratschläge beherzigen:

Achtung!

- Gehen Sie nicht unmittelbar nach einer Mahlzeit zum Baden, sondern warten Sie etwa ein bis zwei Stunden.
- Wenn Sie überhitzt sind, liegt es nahe, gleich ins erfrischende, kühle Naß zu springen. Dies kann zu lebensbedrohlichen Reaktionen des Körpers führen. Besser ist es, wenn Sie Ihrem Organismus Gelegenheit geben, sich langsam umzustellen: Kühlen Sie erst die Beine, dann die Arme und zum Schluß die Brust ab – erst dann dürfen Sie ins Wasser gleiten.

Vor dem Schwimmen abkühlen

Schwimmen wie ein Fisch im Wasser

Damit Sie sich im Wasser wohl fühlen, sollten Sie auf körperfreundliche Schwimmarten achten. Grundsätzlich ist für gesunde Menschen jeder Schwimmstil möglich, wobei Sie während des Schwimmens den Stil öfters ändern solten.

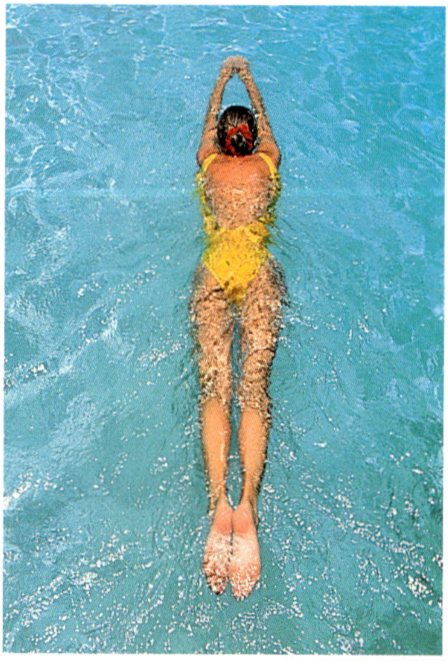

Wechseln Sie beim Schwimmen immer wieder den Stil, um alle Muskeln zu beanspruchen.

Auf diese Weise können Sie alle Muskelpartien umfassend beanspruchen und Ihr verändertes Körpergefühl wahrnehmen.
Beginnen Sie mit dem Brustschwimmen, danach folgt das Rückenschwimmen, das besonders gut für die Wirbelsäule ist.
Wenn Sie noch andere Techniken wie Kraulen oder Schmetterling beherrschen, dann bauen Sie diese ebenfalls regelmäßig in Ihr Bewegungsprogramm ein.
Atmen Sie dabei immer im Rhythmus der Schwimmbewegungen.

Fit im Pool: Wassergymnastik

Straffes Gewebe und ein schlanker Körper – aber nur bei regelmäßigem Training

Wassergymnastik oder Aqua-Sport, in vielen öffentlichen Schwimmbädern als fortlaufende Kurse angeboten, ist die beste Methode, um das Bindegewebe zu straffen und überflüssige Pfunde loszuwerden. Vorausgesetzt, Sie trainieren regelmäßig zwei- bis dreimal die Woche etwa eine halbe Stunde lang.
Da der Körper wegen der Auftriebskraft des Wassers nur ein Zehntel seines eigentlichen Gewichts hat, werden Gelenke und Wirbelsäule beim Training geschont. Außerdem sind die Übungen im Wasser wirkungsvoller als an Land, da Sie gegen den Wasserwiderstand arbeiten müssen. Das dehnt, kräftigt und lockert die Muskeln.
Durch die Massagewirkung des Wassers verbessern sich auch Durchblutung und Entschlackung des Körpers – eine weiterer gesunder Effekt der Wassergymnastik.

Das Wasser sollte nicht wärmer als 28° Celsius sein

Die ideale Wassertemperatur für die Wassergymnastik liegt bei 25° bis 28° Celsius. Höhere Temperaturen belasten Herz und Kreislauf zu stark, während zu kaltes Wasser die Muskeln verkrampfen läßt.

So wird's gemacht

▶ Körper und Muskeln müssen aufgewärmt werden: Hüpfen oder laufen Sie 5 Minuten lang im flachen Wasser.

Danach kommt der eigentliche Trainingsteil, der etwa 20 Minuten dauern sollte.

▶ Dehnen Sie nun die Muskeln vorsichtig oder lassen Sie sich entspannt in Rückenlage auf dem Wasser treiben.

▶ Achten Sie darauf, daß Ihnen das Wasser bis zur Brust, reicht. Faustregel: Je tiefer Sie im Wasser stehen, desto wirkungsvoller sind die Übungen.

Kurort Meer, Badesee und Schwimmbad

Sechs wirkungsvolle Unterwasserübungen

1 So kräftigen Sie Bauch- und Rückenmuskeln:

- Sie stehen mit dem Rücken zur Beckenwand und halten sich mit den Händen am Rand fest.
- Heben Sie Ihre Beine unter der Wasseroberfläche an und strecken Sie sie nach vorne.
- Winkeln Sie die Beine an und ziehen sie bis zum Kinn heran.
- Dann stoßen Sie die Beine wieder mit Schwung nach vorne und machen sich ganz lang (zehnmal wiederholen).

2 Bei dieser Übung werden Beine und Po trainiert:

- Kicken Sie Ihre Beine abwechselnd im Laufrhythmus locker nach vorne weg.
- Nachdem Sie dies mit jedem Bein fünfmal gemacht haben, versuchen Sie nun Ihre Beine allmählich höher zu kicken (zehnmal wiederholen).

3 So kräftigen Sie Ihre Hüft-, Po- und Beinmuskulatur:

- Halten Sie sich am Beckenrand mit einer Hand fest und lassen Sie ein Bein locker weit vor und zurück schwingen
- Währenddessen hüpfen Sie mit dem anderen Bein auf der Stelle im Rhythmus mit.
- Danach wechseln Sie die Seite. Schwingen Sie jedes Bein zwölfmal vor und zurück.

4 Diese Übung ist eine Wohltat für Beine mit Krampfadern und Schweregefühl:

- Sie stehen im Wasser und laufen locker auf der Stelle, wobei Sie die Füße immer gut am Boden abrollen.
- Allmählich steigern Sie das Laufen in Marschieren, nehmen dabei die Knie immer höher, so hoch es Ihnen möglich ist (dreißigmal wiederholen).

5 Diese Übung trainiert die Muskeln von Schultern, Brust und Unterarmen:

- Sie stehen mit leicht gegrätschten Beinen, die Arme zeigen parallel nach hinten, und die Hände sind zur lockeren Faust geballt.
- Führen Sie Ihre Arme mit kleinen, kräftigen Bewegungen

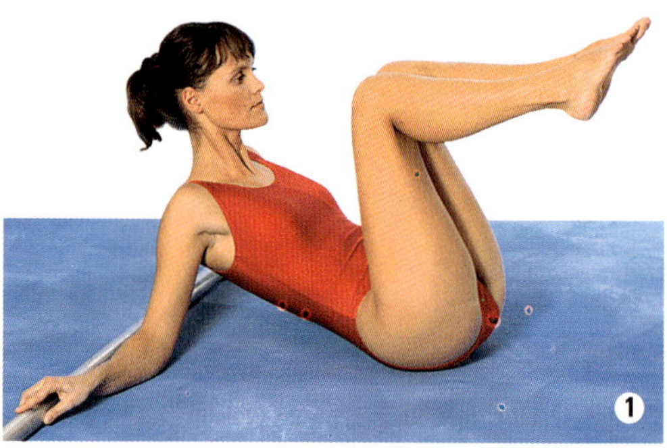

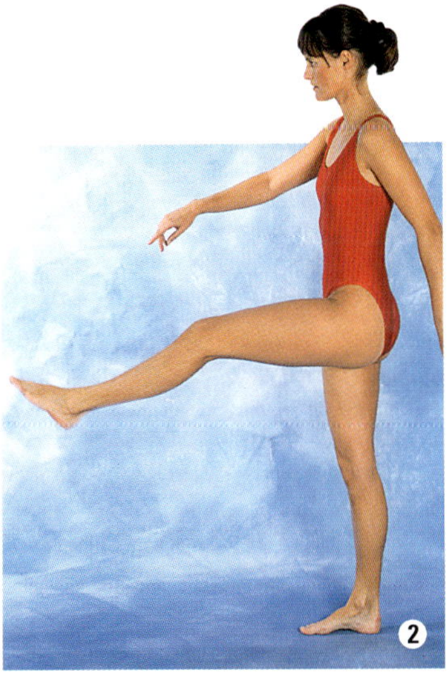

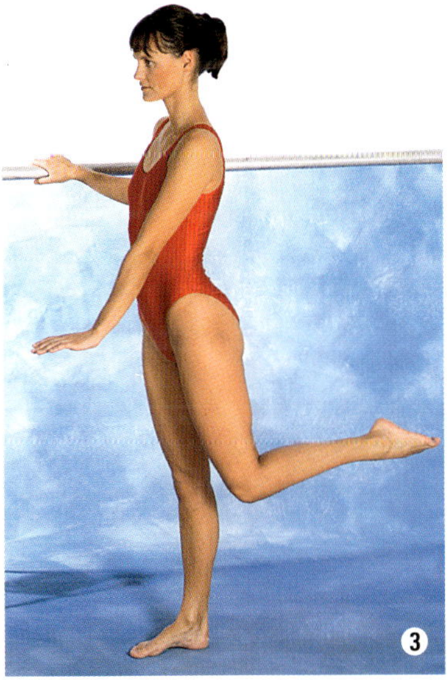

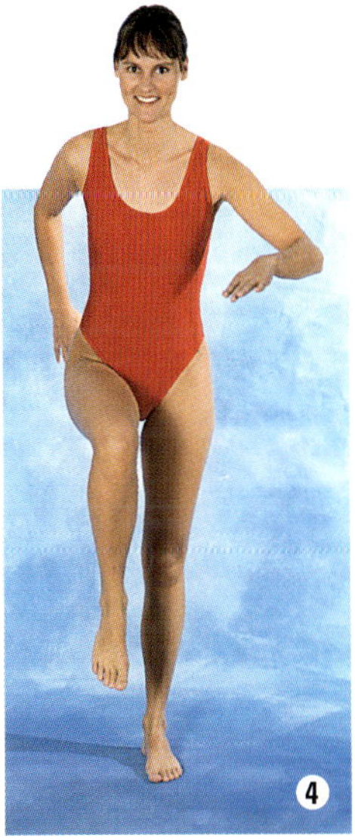

hinter dem Rücken zusammen und auseinander (zehnmal wiederholen).

6 Für straffe Bauch- und Armmuskeln:

- Die Beine grätschen, die Arme zwischen den Beinen hängen lassen und die Hände zu einer »Schaufel« übereinanderlegen.
- Nun bewegen Sie die Hände so kräftig wie möglich nach oben, bis sie dicht unter die Wasseroberfläche kommen.
- Danach drücken Sie mit den Händen das Wasser wieder kräftig nach unten (zwölfmal wiederholen).

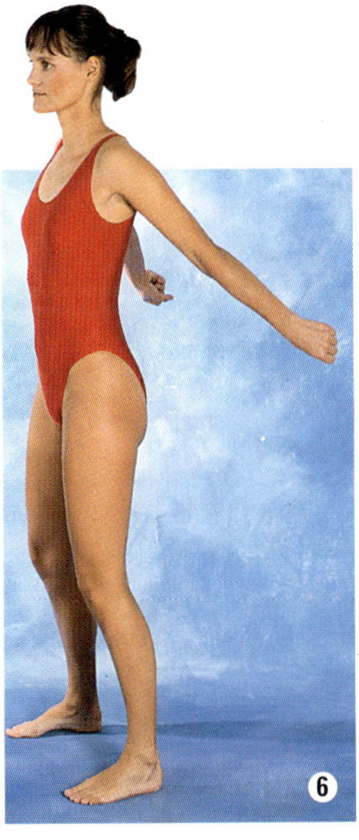

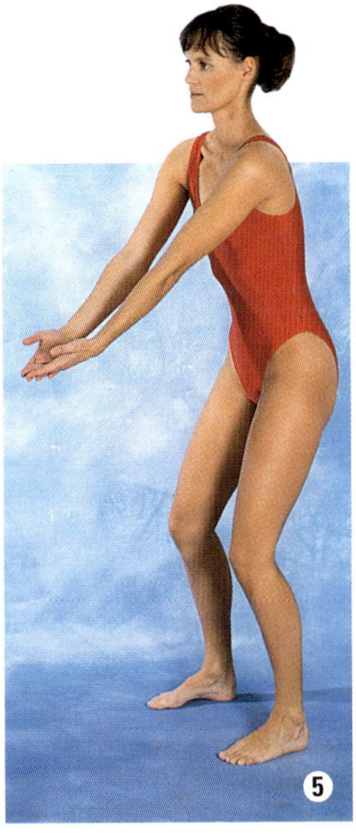

Thermalbäder: Wohlgefühl in warmem Wasser

Schon die alten Römer nutzten die heilende Kraft der Thermalquellen (siehe Seite 12): Warmes Wasser, das mit Temperaturen zwischen 20 bis 50° Celsius aus dem Boden sprudelt, finden wir in Thermalbädern, die es bei uns an vielen Kurorten gibt. Meist enthält das Wasser noch natürliche Zusätze wie Eisen, Jod, Kohlensäure, Salz, Schwefel, manchmal sogar radioaktive Stoffe, die in richtiger Dosierung heilend wirken.

Thermalbäder helfen bei vielen Leiden

Unsere heutige Heilbädertherapie, die auch als Balneotherapie bezeichnet wird, geht auf das Wissen der Römer zurück und dient der Heilung unterschiedlichster Erkrankungen und der Regeneration.

Wie wirkt Thermalwasser?

Für den Körper ist Schwimmen schon eine Wohltat, wenn Sie sich jedoch auch noch in warmem Wasser aufhalten und bewegen, hat dies nachweislich einen besonderen gesundheitlichen Nutzen: Der gesamte Organismus wird umgestimmt und beruhigt. Thermalwasser wirkt außerdem schmerzlindernd und ausgleichend auf die Hormonproduktion.
Enthält das Thermalwasser zusätzlich noch Mineralien und Spurenelemente in bestimmter Zusammensetzung, wird seine Heilwirkung von diesen Stoffen bestimmt.

Die wichtigsten Thermalbäder und ihre Wirkung

Jodbäder

Ein Bad in warmem jodhaltigem Wasser verbessert in erster Linie die Durchblutung und harmonisiert den Kreislauf.
Jod wirkt ausgleichend bei Bluthochdruck und Gefäßerkrankungen. Auch dem vor allem in Süddeutschland verbreiteten Jodmangel, der sich durch Schilddrüsenerkrankungen und Kropfbildung äußert, wird heilwirksam entgegengewirkt, da beim Baden Jod aufgenommen wird und in den Kreislauf gelangt.

Kohlensäurebäder

Kohlensäure wirkt gefäßerweiternd und durchblutungsanregend. Der Blutdruck wird gesenkt und das Herz entlastet. Infolge der verbesserten Durchblutung kommt es zu Hautrötungen, die aber bald wieder verschwinden. Kohlensäure eignet sich insbesondere für die Nachsorge von Herz-Kreislauf-Erkrankungen.

Schwefelbäder

Der intensiv riechende Schwefel unterstützt die Heilung chronisch rheumatischer Erkrankungen, vor allem von Gelenkentzündungen. Auch bei Hauterkrankungen wie Akne, Schuppenflechte und schuppenden Ekzemen können Schwefelbäder überaus gute Heilerfolge erzielen. Darüber hinaus regt Schwefel die Hormondrüsen und den Stoffwechsel an.

Solbäder

Enthält eine Heilquelle sehr viel Salz, so spricht man von solehaltigem Wasser. Solbäder haben eine sehr positive Wirkung auf das Allgemeinbefinden. Sie helfen bei Katarrhen, stärken die Abwehrkräfte und wirken auch bei vielen rheumatischen Erkrankungen.

So wird's gemacht

Damit Sie beim Thermalbaden alles richtig machen, sollten Sie die anschließenden Ratschläge befolgen:

- Bevor Sie ins Wasser gehen, sollten Sie den Körper gründlich reinigen.

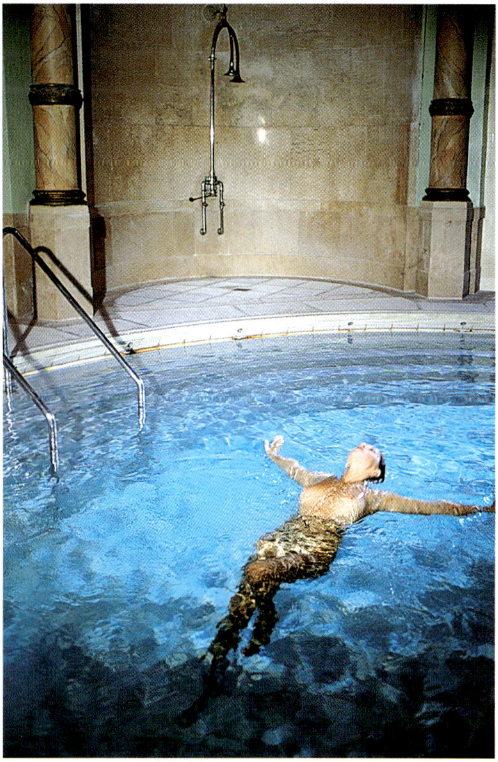

Entspannen im warmen Thermalbad: eine echte Wohltat für den Körper.

- Wenn Sie im Wasser sind, sollten Sie sich nicht anstrengen, sondern nur langsame Schwimmbewegungen machen. Lassen Sie sich dabei auch mal auf dem Rücken treiben.

- Bleiben Sie nicht länger als 20 Minuten im warmen Wasser.

- Duschen Sie sich danach ab und ruhen Sie sich im Anschluß noch, in ein großes Badetuch gewickelt, eine gute halbe Stunde lang aus.

Sauna und Dampfbad – mehr als nur Badespaß

Regelmäßiges Schwitzen beugt Krankheiten vor, entspannt und macht eine schöne Haut.

In vielen öffentlichen Schwimmbädern gibt es eine Sauna oder ein Dampfbad. Hier werden die Wirkungen des Wassers mit den thermischen Reizen heißer Luft (Sauna) und heißem Wasserdampf (Dampfbad) miteinander kombiniert. Den Körper 85° bis 95° Celsius heißer Luft oder 45° Celsius warmem Wasserdampf auszusetzen, ist eines der ältesten Reinigungs- und Entspannungsmittel und zählt zu den natürlichen Maßnahmen zur Vorbeugung vor Krankheiten. Das wußten auch schon die Indianer, die sich in Schwitzhütten innerlich wie äußerlich reinigten. Auch die Germanen hatten ihre Schwitzbäder, in denen Wasser auf glühende Steine gegossen wurde. Die berühmte Sauna der Finnen ist weit über tausend Jahre alt und hat sich bis heute bewährt.

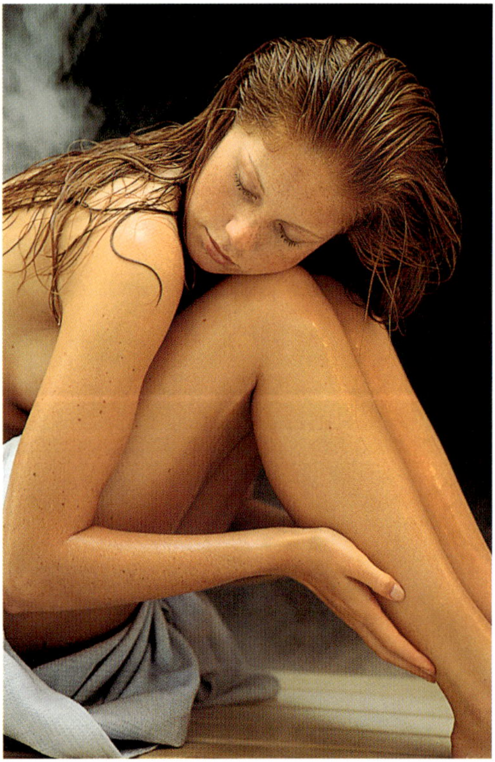

Heiße Luft und Wasserdampf

Ob Sie nach dem Sport oder ganz einfach zum Vergnügen in die Sauna oder ins Dampfbad gehen, spielt für Ihren Körper keine Rolle: Beides sind Möglichkeiten, die bei regelmäßiger Anwendung das Herz-Kreislauf-System stärken, die Gefäße trainieren, den Stoffwechsel anregen und die Entschlackung beschleunigen. Außerdem wirken heiße Luft oder heißer Wasserdampf wie ein natürliches Körperpflegemittel: Durch das Schwitzen und die verschiedenen Kaltwasserbehandlungen wird die Haut einerseits gründlich gereinigt, andererseits quellen die verhornten Zellen der

In Sauna und Dampfbad streifen Sie den Alltagsstreß ab

Oberhaut auf und lösen sich. Sauna und Dampfbad sind auch ein natürliches Anti-Streß-Mittel, weil die Anregung und Umorientierung der vegetativen Steuerungsorgane im Körper für Ausgleich sorgen.

So wird's gemacht

Richtiges Sauna- oder Dampfbaden unterliegt festen Regeln, die Sie Ihrer Gesundheit zuliebe unbedingt einhalten sollten:

- Die Dusche vor dem Saunen oder Dampfbaden ist Pflicht. Trocknen Sie sich danach gut ab, denn trockene Haut schwitzt schneller.

- Beim ersten Gang lassen Sie Ihren Körper mindestens 8, maximal 15 Minuten lang aufheizen. Im Liegen spüren Sie die Wärme gleichmäßiger, die letzten 2 Minuten sollten Sie sitzen, damit sich Ihr Kreislauf an das anschließende Aufstehen gewöhnen kann.

- Kühlen Sie sich danach erst ein paar Minuten an der frischen Luft ab und spülen Sie den Schweiß ab, bevor Sie ins Tauchbecken steigen. Das eisige Wasser verengt die Blutgefäße, die sich danach rasch wieder erweitern.

- Nach dem Tauchbecken können Sie noch einige gemütliche Runden im Schwimmbecken ziehen.

- Ruhen Sie sich danach, eingehüllt in Ihren Bademantel, im Ruheraum so lange aus, wie es Ihnen guttut (mindestens 15 Minuten lang). Atmen Sie tief durch, schließen Sie Ihre Augen und lassen Sie Ihre Gedanken einfach vorbeiziehen.

- Nach dieser Pause gehen Sie zum zweiten Gang über, der abermals maximal 15 Minuten lang sein darf.

- Kühlen Sie sich danach wieder wie oben beschrieben ab und ruhen sich nochmals mindestens 15 Minuten lang aus.

Bringen Sie zum Saunen viel Zeit mit

- Nach dem dritten und letzten Saunagang stellt sich meist wohlige Müdigkeit ein, der Sie sich im Ruheraum hingeben.

Bitte beachten Sie

Sobald sich in Sauna oder Dampfbad Schwindelgefühle bemerkbar machen, müssen Sie sofort den heißen Raum verlassen, sich langsam abkühlen und ausruhen.

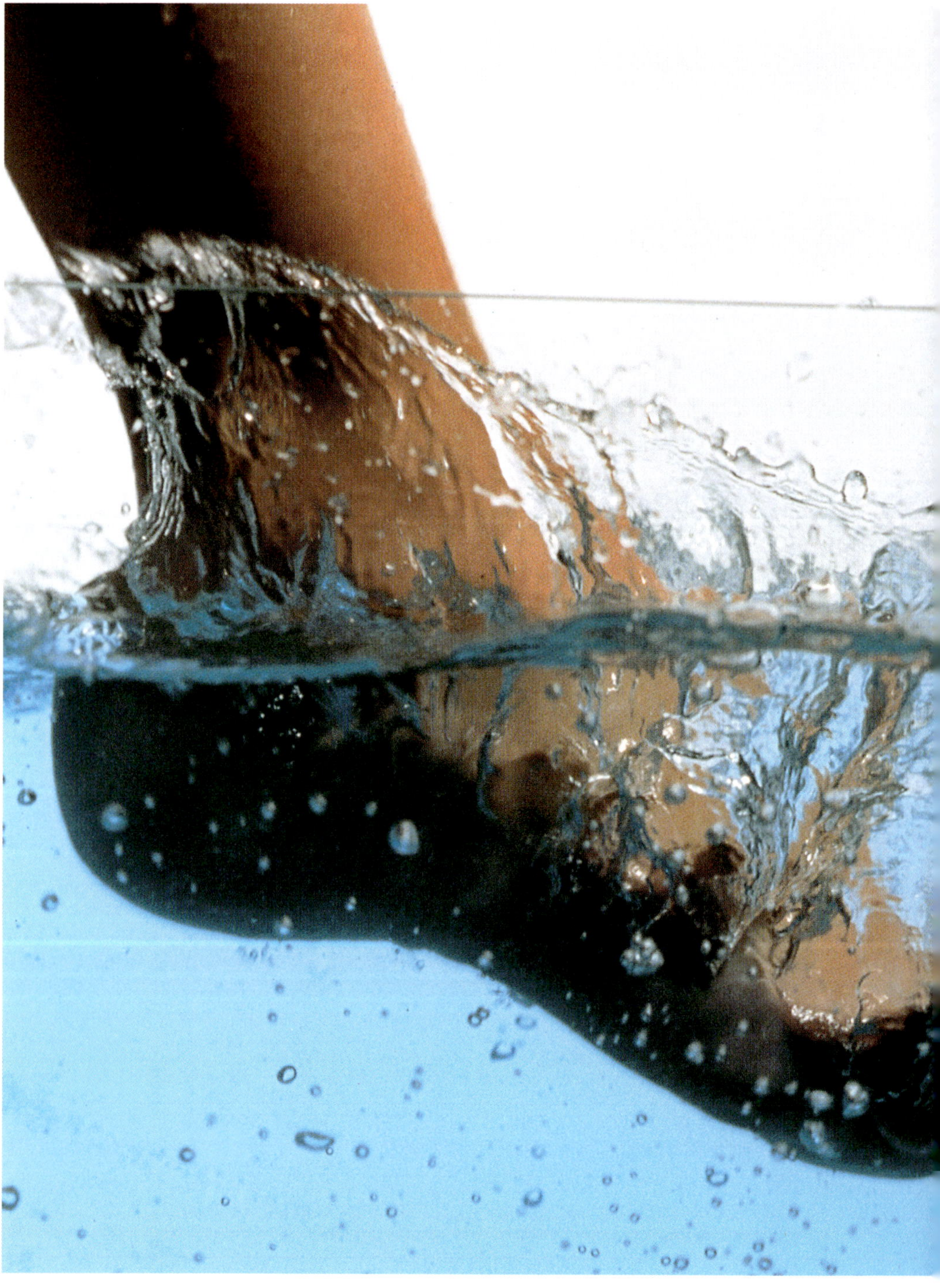

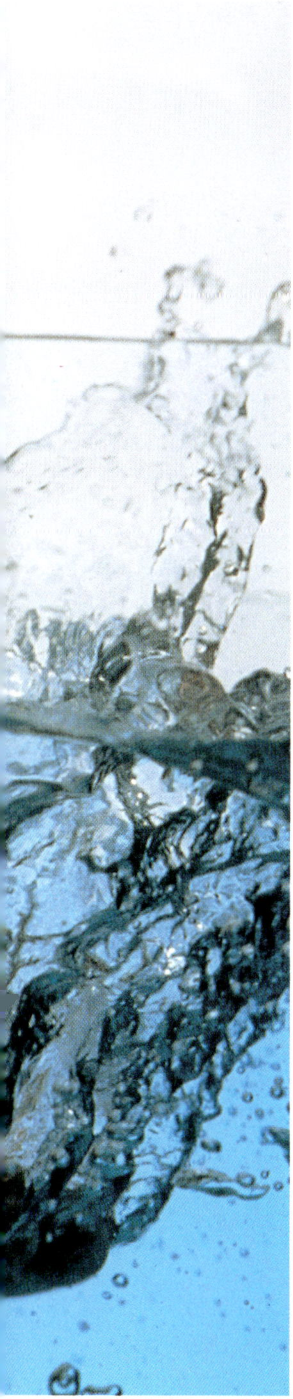

Vorbeugen und heilen mit Wasser

Wasser ist das allererste, vorzüglichste und allgemeinste Heilmittel für den menschlichen Körper.

(Sebastian Kneipp)

Erleben Sie die wunderbaren Heilkräfte des Wassers im Alltag, zu Hause, in der Freizeit oder im Urlaub. Sie werden es spüren: Eine Trinkkur mit Heilwasser hält gesund, beugt Mangelerscheinungen vor und heilt die verschiedensten Krankheiten. Ganz gleich, ob kaltes, warmes oder heißes Wasser auf die Haut trifft, Wasseranwendungen wirken ausgleichend und stimulierend auf den Organismus – und das alles ohne schädliche Nebenwirkungen.

Trinkkur und Wassertherapie im Alltag

Die Hydrotherapie ist wissenschaftlich anerkannt

Die Hydrotherapie (griech. Hydros = Wasser), wie der medizinische Oberbegriff für die Behandlung mit Wasser heißt, ist eine wissenschaftlich anerkannte Methode. Ärzte verschreiben sie, wenn unser Abwehrsystem einen Antrieb braucht, wenn wir unter chronischen Atemwegserkrankungen, Rheuma oder Kreislaufbeschwerden leiden. Hydrotherapeutische Maßnahmen werden im Rahmen einer mehrwöchigen Kur durchgeführt, da für viele Anwendungen Fachwissen und Erfahrung notwendig sind. Kneippsche Hydrotherapie beschränkt sich aber nicht nur auf die Heilung bestimmter Krankheiten, sondern sie ist vielmehr eines der besten vorbeugenden Gesundheitsmittel.

Kneippsche Hydrotherapie zur Gesundheitsvorsorge

Sowohl zur Vorbeugung als auch zur Behandlung von Alltagsbeschwerden brauchen Sie aber nicht unbedingt einen speziellen Kurort aufzusuchen. Sowohl eine Trinkkur wie auch die verschiedenen Wasseranwendungen können Sie zu Hause durchführen – ohne viel Aufwand und ohne schädliche Nebenwirkungen.

Heilwasserkur zu Hause

Heilwasser ist reinste Naturmedizin aus den Tiefen der Erde. Es unterliegt dem Arzneimittelgesetz, was schon auf seine Bedeutung als Medikament hinweist (siehe Seite 26). Als Getränk entfaltet Heilwasser seine medizinische Wirkung über das Verdauungssystem: Man kann damit seinen Bedarf an lebenswichtigen Mineralien auf natürliche Weise decken, seine Verdauung – auch ohne Abführtabletten – in Schwung bringen und den Blutdruck regulieren, ohne gleich zu kreislaufstabilisierenden Tabletten greifen zu müssen. Seine Heilwirkungen sind so stark, daß selbst langjährige chronische Krankheiten darauf ansprechen, gelindert oder gar geheilt werden können.

Heilwasser wirkt über das Verdauungssystem

Trinken Sie sich gesund

Trinkkuren mit Heilwasser werden ärztlich verordnet und über eine längere Zeit hinweg in genau festgelegter Dosierung durchgeführt. Dabei kommt es immer darauf an, welche Wirkungen beabsichtigt sind und welche Erkrankung damit behandelt werden soll, denn es werden dem Körper nicht nur erhöhte Flüssigkeitsmengen zugeführt, sondern meist auch über den normalen Trinkwassergehalt hinausgehende Mengen an Mineralstoffen. Wenn Sie zu Hause eine Heilwasser-Trinkkur durchführen möchten, sollten Sie die folgenden Abschnitte genau durchlesen.

Welches Heilwasser ist das richtige?

Jedes Heilwasser hat eine unterschiedliche Wirkung

Jedes Heilwasser zeichnet sich durch eine bestimmte Zusammensetzung an wirksamen Substanzen und Inhaltsstoffen (siehe Seite 26) aus. Diese Zusammensetzung entscheidet darüber, welche Wirkung im Organismus hervorgerufen wird. Deshalb ist es wichtig, daß Sie sich zuvor über die unterschiedlichen Heilwassertypen informieren (siehe Seite 80). Auf dem Flaschenetikett können Sie den Gehalt der Inhaltsstoffe nachlesen. Dort sind auch die Anwendungsgebiete und Empfehlungen zur Trinkmenge vermerkt.

Grundsätzlich gibt es drei Hauptklassen von Heilwässern, in denen sich mehr als ein Gramm gelöster Substanzen befinden: die Chloridwässer, die Hydrogencarbonatwässer und die Sulfatwässer. Heilwässer mit weniger gelösten, jedoch sehr wirksamen Stoffen sind beispielsweise jod-, eisen- oder radonhaltige Wässer.

- **Chloridwässer** enthalten Kochsalz, das in diesen therapeutischen Mengen ausgleichend auf das Kreislauf- und appetitanregend auf das Magen-Darm-System wirkt. Sie helfen außerdem bei Erkrankungen der Atemwege, Asthma, Rheuma, Fettsucht, Erkrankungen des Nervensystems, Hautproblemen, Frauenkrankheiten und Blutarmut.

- **Hydrogencarbonatwässer** binden Säure und lösen Schleim, weshalb sie insbesondere zur Behandlung von chro-

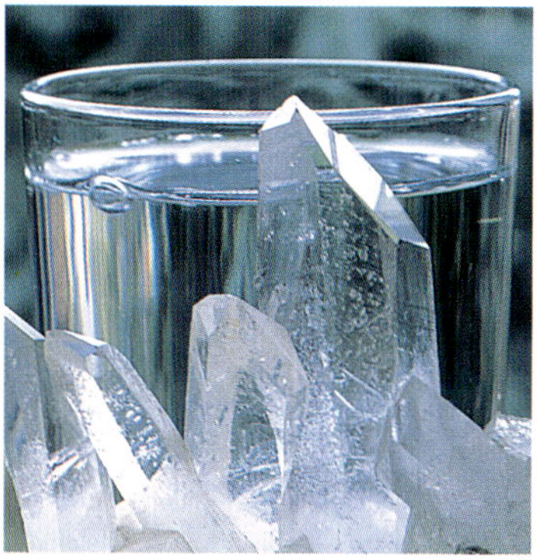

Jedes Heilwasser enthält eine unterschiedliche Zusammensetzung an wichtigen Mineralien.

Trinkkur und Wassertherapie im Alltag

nischen Magenschleimhautentzündungen oder von zu viel produzierter Magensäure geeignet sind. Außerdem sollten Hydrogencarbonatwässer bei Nieren- und Blasenleiden getrunken werden. Regelmäßige Trinkkuren beugen der Bildung von Nierensteinen vor.

● **Sulfatwässer** bringen wieder Bewegung in den Darm. Außerdem helfen sie beim Abnehmen, denn Sulfat – das Salz der Schwefelsäure – regt die Funktion von Galle und Bauchspeicheldrüse an und bewirkt, daß das Fett besser verdaut wird. Erkrankungen der Leber sowie des Magen-Darm-Trakts können mit Sulfatwasser ebenfalls heilwirksam beeinflußt werden.

Was Sie über Trinkkuren wissen sollten

Wenn Sie eine Trinkkur zu Hause durchführen möchten, sollten Sie vorher mit Ihrem Hausarzt darüber sprechen oder sich von einem erfahrenen Kurarzt beraten lassen. Insbesondere beim Behandeln von Beschwerden wie Magen-Darm-Probleme, Harnwegsinfekte oder dergleichen ist ärztlicher Rat unbedingt erforderlich. Die folgenden Tips helfen Ihnen, beim Heilwassertrinken alles richtig zu machen.

Erst den Arzt befragen!

So wird's gemacht:

▶ Nachdem Sie sich darüber informiert haben, welcher Heil-

Wichtige Bestandteile des Heilwassers und Anwendungen

	ab Konzentration (mg/Liter)	Anwendung bei
Magnesium	über 100	Magnesiummangel, Herz-Kreislauferkrankungen
Kalzium	über 250	Kalziummangel, Osteoporose, Allergien, chronischen Harnwegsinfektionen
Fluorid	über 1	Fluoridmangel
Sulfat	über 1200	Erkrankungen von Galle und Bachspeicheldrüse, Stuhlverstopfung, Fettsucht, Kalzium- und Phosphat-Harnsteinen
Hydrogencarbonat	über 1300	Reizmagen, chronische Gastritis, zu viel Magensäure, Zuckerkrankheit, Störungen des Harnsäurestoffwechsels, chronischen Harnwegsinfekten, Kalzium-Oxalat-Harnsteinen, Harnsäuresteinen, Herz-Kreislauf-Erkrankungen
Kohlendioxid	über 1000	zu wenig Magensäure
	über 2000	chronischen Harnwegsinfekten für Durchspülungsbehandlungen

wasser-Typ für Sie in Frage kommt, lassen Sie sich das entsprechende Wasser entweder schicken (bei den örtlichen Kurverwaltungen anfordern!) oder kaufen Sie es in der Apotheke. Einige Heilwässer sind auch in guten Supermärkten erhältlich.

Geöffnete Flaschen mit Heilwasser rasch aufbrauchen

▶ Heilwasser lebt, es enthält Bakterien, die für seine Heilwirkung mitverantwortlich sind. Brauchen Sie deshalb eine angebrochene Flasche nach spätestens zwei Tagen auf, sonst können sich auch unerwünschte Bakterien breitmachen.

▶ Heilwasser-Trinkkuren sind immer als zusätzliche Trinkmenge gedacht: Sie sollten also die etwa eineinhalb Liter zu Ihren normalen Getränken hinzurechnen.

Dreimal täglich bis zu 1/2 Liter vor dem Essen trinken

▶ Damit Heilwasser seine Wirkung entfalten kann, sollten Sie dreimal täglich 0,25 bis 0,5 Liter vor den Hauptmahlzeiten trinken.
Bei chronischen Magen-Darm-Beschwerden beispielsweise dauert eine empfohlene Trinkkur etwa vier bis sechs Wochen. Fast alle Heilwässer eignen sich aber auch für den Dauergebrauch. Fragen Sie im Zweifel Ihren Arzt.

Kneippen zu Hause

Die Wasseranwendungen nach Sebastian Kneipp (siehe Seite 14) gehören zu den medizinisch anerkannten und höchst wirkungsvollen Methoden der Naturheilkunde. Dabei werden die heilsamen Reize von warmem und kaltem Wasser auf der Haut (siehe Seite 47ff) genutzt, um den Körper widerstandsfähiger gegenüber Krankheiten zu machen und/oder ein bestehendes Ungleichgewicht im Körper wieder ins Lot zu bringen. Im Anschluß finden Sie eine Auswahl wirksamer Kneipp-Behandlungen, die Sie als Sofortmaßnahme oder als regelmäßige Anwendung zu Hause gut durchführen können. Auf diese Weise stärken Sie Ihren Körper und halten sich fit für jede Jahreszeit. Sie können damit aber auch leichte Alltagsbeschwerden selbst behandeln, ohne gleich zu Arzneimitteln greifen zu müssen.

Regelmäßiges Kneippen stärkt die Abwehrkräfte

Die wichtigsten Kneipp-Regeln

Damit die Wasseranwendungen ihre heilsame Wirkung entfalten und keine unerwünschten Körperreaktionen hervorrufen,

Trinkkur und Wassertherapie im Alltag

ist zunächst eines wichtig: Ihr Organismus muß in normaler Weise belastbar sein, das heißt, Sie dürfen keine Herz-Kreislauf-Erkrankungen oder andere schwerwiegende gesundheitliche Beeinträchtigungen haben. Wenn Sie sich dessen nicht sicher sind, fragen Sie lieber vorher Ihren Arzt. Darüber hinaus sollten Sie die folgenden Kneipp-Regeln unbedingt beachten, denn auch davon hängt der Erfolg Ihrer Bemühungen um Gesundheit und Wohlbefinden ab:

Kneipp-Regeln unbedingt beachten!

- Wenn Sie die Kneipp-Anwendungen im Badezimmer durchführen, ist eine angenehme Raumtemperatur von 19° bis 20° Celsius wichtig, damit Ihr Körper nicht auskühlt.
- Da die Wassertemperatur beim Kneippen entscheidend ist, sollten Sie sich unbedingt ein gutes Badethermometer (in Apotheken erhältlich) anschaffen und die entsprechenden Hinweise zur Wassertemperatur genau beachten.
- Sämtliche Anwendungen können nur dann wirksam sein, wenn Ihr Körper warm ist. So lautet die wichtigste Regel beim Kneippen: Niemals eine kalte Anwendung auf die kalte Haut!

Keine kalte Anwendung auf kalte Haut!

- Führen Sie die Wasserbehandlungen nur dann durch, wenn Sie dafür Zeit haben und vergessen Sie die Nachruhezeiten nicht. Streß beeinträchtigt die ausgleichende Wirkung der Behandlung.

Nachruhen ist ganz wichtig

- Zwischen einer Mahlzeit und nachfolgender Wasseranwendung – egal, ob warm oder kalt – sollte über eine Stunde liegen.

Bitte beachten Sie

Ihr Wohlbefinden während der Anwendungen entscheidet darüber, ob Ihnen die Wasserbehandlung gut bekommt oder nicht: Wenn Sie währenddessen frieren oder frösteln, wenn Ihnen schwarz vor Augen wird oder wenn Sie Herzrasen bekommen, müssen Sie die Behandlung sofort abbrechen, sich abtrocknen und im Bett so lange ausruhen, bis alle Beschwerden verschwunden sind. Klingen die Symptome nicht ab, sollten Sie Ihren Arzt benachrichtigen.

Güsse – Wohltat für Nerven und Haut

Das Begießen der Haut gehört zu den angenehmsten Kneipp-Anwendungen: Das Wasser rieselt gleichmäßig über die Haut und übt so einen beruhigenden Einfluß auf den gesamten Organismus aus. Neben dem Temperaturreiz kommt bei den Güssen noch der mechanische Reiz des Wassers hinzu: die Haut wird sozusagen sanft massiert. Je nach gewünschter Wirkung können Güsse an den verschiedenen Körperteilen angewendet werden – die Möglichkeiten reichen »von Kopf bis Fuß«.

Güsse sind am ganzen Körper möglich

So wird's gemacht

▶ Güsse führt man mit einem Schlauch oder mit einer Gießkanne durch. Da eine gefüllte Gießkanne recht schwer ist, eignet sich besser der Schlauch zum Begießen. Schrauben Sie dazu entweder den Duschkopf Ihrer Brause ab oder besorgen Sie sich einen Kneipp-Gießschlauch (im Sanitärfachgeschäft erhältlich).

▶ Der Abstand zur Haut sollte bei allen Güssen etwa zwei Handbreit betragen.

▶ Den richtigen Wasserdruck zu erhalten, prüfen Sie folgendermaßen: Richten Sie den Schlauch senkrecht nach oben, wobei Sie ihn an der Öffnung fassen, und halten Sie den Zeigefinger in den Wasserstrahl – das Wasser darf nicht über Ihren Finger sprudeln, es fließt dann richtig, wenn es Ihren Finger drucklos überströmt.

Der Wasserdruck muß stimmen

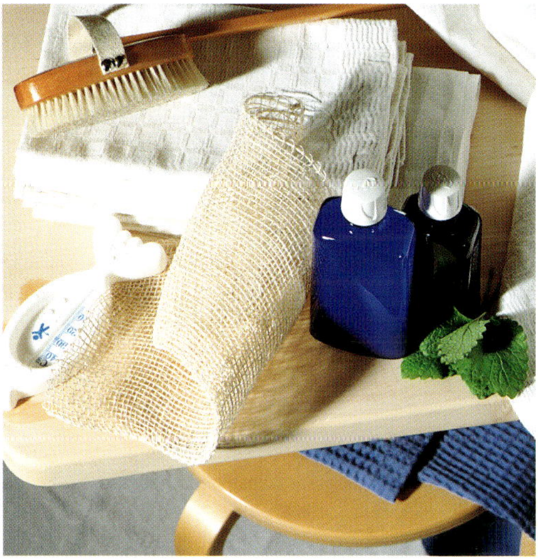

Die wichtigsten Kneipp-Utensilien auf einen Blick.

▶ Stellen Sie die Wassertemperatur für kalte Güsse auf 10° bis 12° Celsius und für warme auf 36° Celsius. Prüfen Sie die Temperatur auf jeden Fall mit einem Badethermometer.

▶ Führen Sie die Güsse 40 bis 80 Sekunden lang durch.

▶ Trocknen Sie sich nach dem Guß nicht ab, sondern streifen Sie das Wasser lediglich mit der flachen Hand ab.
Es kann ruhig ein Wasserfilm auf der Haut bleiben, die Verdunstungskälte verstärkt dann noch den Reiz des Wassers.

▶ Ruhen Sie sich danach in ein Handtuch gehüllt etwa 30 Minuten lang aus.

Trinkkur und Wassertherapie im Alltag

Der Gesichtsguß

Erfrischt und fit durch Gesichts-güsse

Kalte Gesichtsgüsse können Sie immer dann anwenden, wenn Sie geistig und körperlich erschöpft sind und eine Erfrischung brauchen, wenn Sie Kopfschmerzen haben oder wenn Sie die Durchblutung Ihrer Gesichtshaut verbessern möchten.

So wird's gemacht

▶ Stellen Sie die Wassertemperatur auf 16° bis 18° Celsius ein.

▶ Setzen Sie den Schlauch unterhalb der rechten Schläfe an und führen ihn mehrmals langsam kreisförmig rund um Ihr Gesicht.

▶ Danach folgen einige Bewegungen waagrecht über die Stirn und dann weiter nach unten über die Augenbrauen, den Nasenrücken, Nasenflügel und Wangen bis zum Kinn.

▶ Vom Kinn aus führen Sie den Wasserstrahl wieder nach oben zur Stirn und wiederholen das Begießen in angegebener Reihenfolge.

Das Atmen nicht vergessen

▶ Atmen Sie bei der Anwendung ruhig und gleichmäßig weiter.

Der Armguß

Wechselwarme Armgüsse wirken anregend auf den Kreislauf und bringen Erfrischung. Sie verbessern die Durchblutung der Arme und des Gehirns, weshalb Sie Armgüsse immer dann anwenden können, wenn Sie erschöpft sind, sich abgeschlagen fühlen oder unter Konzentrationsmangel leiden. Auch chronisch kalte Hände können Sie damit wirksam beeinflussen. Wechselwarme Armgüsse helfen also insbesondere bei niedrigem Blutdruck (Hypotonie).

So wird's gemacht

Führen Sie den Wechselarmguß über der Bade- oder Duschwanne folgendermaßen durch:

Mit dem rechten Arm beginnen!

▶ Beginnen Sie mit warmem Wasser (36 bis 38° Celsius) am rechten Arm. Führen Sie den Schlauch über den Handrücken, an der Außenseite von Unter- und Oberarm entlang und weiter bis hoch zu den Schultern. Dort verweilen Sie ein wenig, bis Sie eine gute Durchwärmung im gesamten Arm-Schulter-Bereich spüren.

▶ Führen Sie dann den Strahl an der empfindlichen Arminnenseite abwärts bis zum Hand-

Wechselwarme Armgüsse bringen auf natürliche Weise den Kreislauf in Schwung.

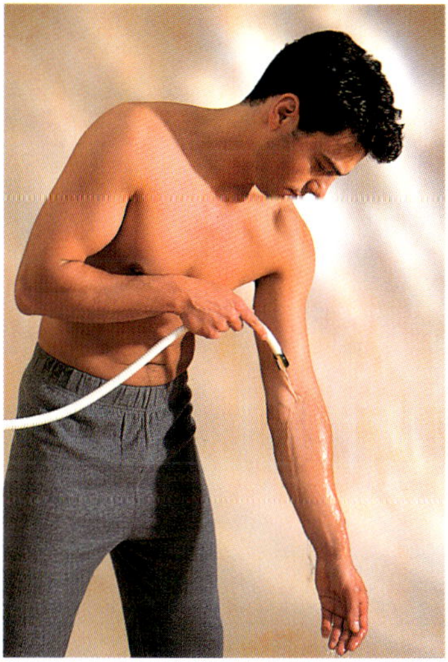

gelenk. Anschließen begießen Sie den linken Arm in gleicher Weise.

- Den Kaltguß (16° bis 18° Celsius) führen Sie nun in beschriebener Weise zuerst am rechten, dann am linken Arm durch.

- Den Abschluß der Anwendung bildet ein zweiter Warmguß an beiden Armen.

- Streifen Sie danach das Wasser von den Armen, ziehen Sie sich an und machen Sie ein paar leichte gymnastische Übungen mit den Armen. Es eignen sich Armkreisen genauso wie lockeres Pendeln der Arme.

Diese Maßnahmen unterstützen die angeregte Durchblutung sowie die Wiedererwärmung der Arme.

Der Schenkelguß

Ein kalter oder wechselwarmer Schenkelguß ist eine altbewährte Kneipp-Anwendung mit großer Wirkung: Durch den Kältereiz des Wassers wird das Blut aus anderen Körperregionen, insbesondere aus dem Kopfbereich, in die Beingefäße geleitet. Diese »Ableitung« des Blutes hat vor allem eine nervenberuhigende und schlaffördernde Wirkung. Außerdem wird der Blutdruck gesenkt. Die Beinvenen und -arterien werden besser durchblutet, was sich entstauend und kräftigend auf den gesamten Beinbereich auswirkt. Wenn Sie nervös sind, unter Schlafstörungen oder Krampfadern leiden sowie eine Neigung zu erhöhtem Blutdruck haben, können Sie diese Beschwerden mit Schenkelgüssen auf natürliche Weise lindern.

Schenkelgüsse sorgen für eine gute Durchblutung

Bitte beachten Sie

Nicht anwenden bei Ischiasnervenschmerzen, Infekten der Harnwege und während der Menstruation.

So wird's gemacht

▶ Denken Sie vor Beginn der Anwendung daran, daß Ihre Füße und Beine warm sein müssen. Ist dies nicht der Fall, sollten Sie zunächst für Erwärmung durch Treppensteigen, Kniebeugen oder strammes Marschieren sorgen.

Erst durch Bewegung warm werden

▶ Sie beginnen am rechten Fuß und führen den 16° bis 18° Celsius kalten Wasserstrahl vom Außenknöchel an den Außenseiten von Wade und Oberschenkel entlang bis hinauf zur Hüfte. Dort lassen Sie das Wasser kurz über die Hüfte laufen.

▶ Führen Sie dann den Strahl an der Beininnenseite nach unten bis zu den Füßen. Das gleiche wiederholen Sie nun am linken Bein.

▶ Zum Schluß der Anwendung gießen Sie zuerst die rechte, dann die linke Fußsohle ab.

▶ Streifen Sie danach das Wasser ab, ziehen Sie warme Baumwollstrümpfe, Schlafanzug oder Nachthemd an und ruhen Sie sich zugedeckt im Bett aus.

Ausruhen ist wichtig

Teilbäder stärken Herz und Kreislauf

Wenn nur Teile des Körpers mit Wasser behandelt werden, spricht man in der Kneipp-Therapie von Teilbädern, im Gegensatz zum Vollbad (siehe Seite 51ff), bei dem der ganze Körper im Wasser versinkt. Bei den Teilbädern wirkt in erster Linie der Temperaturreiz des Wassers. Sie werden deshalb – je nach beabsichtigter Wirkung – kalt, warm, wechselwarm, heiß oder temperaturansteigend angewandt.

Teibäder wirken je nach Temperatur unterschiedlich

Ganz allgemein stärken Teilbäder das Herz-Kreislauf-System, sie wirken aber auch, mit entsprechenden Zusätzen versehen, bei Hauterkrankungen an den betroffenen Körperstellen.

Das Armbad

Armbäder gehören zu den einfachsten, aber wirkungsvollen Maßnahmen der Kneipp-Therapie: Sie vertreiben schnell Müdigkeit und Abgespanntheit. Kalte Armbäder beruhigen das Herz und ein überreiztes Nervensystem.

Teilbäder stärken Herz und Kreislauf

So wird's gemacht

Sie können ein Armbad im Waschbecken oder in einer eigens dafür vorgesehenen Armbadewanne (in Sanitätsfachgeschäften oder Apotheken erhältlich) durchführen. Wichtig ist, daß beide Arme bis zur Hälfte der Oberarme mit Wasser bedeckt sind und daß Sie Ihre Unterarme bequem auflegen können.

▶ Lassen Sie 12° bis 16° Celsius kaltes Wasser einlaufen und baden Sie Ihre Arme etwa 30 Sekunden lang darin.

▶ Streifen Sie danach das Wasser ab, stehen Sie sofort auf und schwingen Sie Ihre Arme etwa zwei Minuten lang im Umhergehen langsam vor und zurück. Das regt den Blutkreislauf an und sorgt dafür, daß Ihre Arme warm werden.

Sorgen Sie für eine Wiedererwärmung der Arme

Das Fußbad

Fußbäder sind ebenfalls ganz einfach durchzuführen und von vielfältiger Wirkung. Man unterscheidet kalte, warme und wechselwarme Fußbäder:

- Ein kaltes Fußbad (16° bis 18° Celsius) wirkt bei Einschlafstörungen, Krampfadern oder allgemeiner Überanstrengung der Beine durch langes Sitzen oder Gehen. Es ist auch eine ideale Sofortmaßnahme bei Zerrungen und Prellungen im Knöchelbereich.
- Ein warmes Fußbad (36° bis 38° Celsius) wirkt durchblutungsfördernd und entspannend auf die Unterleibsorgane und ist deshalb gut bei Menstruationsbeschwerden. Es hilft auch bei Infekten im Nieren-Blasen-Bereich, was Sie aber zuvor mit Ihrem Arzt besprechen sollten.
- Abwechselnd kalte und warme Fußbäder regulieren den Wärmehaushalt des Körpers, trainieren die Blutgefäße und fördern die Durchblutung der Haut. Sie sind ein altbewährtes Hausmittel bei beginnenden Erkältungskrankheiten und chronischen Infekten, vor allem des Nasen-Rachen-Raumes und im Bereich der Nasennebenhöhlen.

Mit dem Arzt sprechen!

So wird's gemacht

▶ Für ein warmes oder kaltes Fußbad füllen Sie einen Eimer oder eine Kneipp-Fußbadewanne (aus Sanitätsfachgeschäft oder Apotheke) mit entsprechend temperiertem Wasser.

▶ Für das Wechselfußbad füllen Sie einen Eimer mit kaltem und einen Eimer mit warmem Wasser.

- Achten Sie darauf, daß das Wasser die Unterschenkel bis fast zu den Knien bedeckt.

- Für ein kaltes Fußbad lassen Sie Ihre Beine 30 bis 60 Sekunden im Wasser.

- Für ein warmes Fußbad bleiben Sie 2 bis 3 Minuten mit den Füßen im Wasser.

- Beim Wechselfußbad folgt auf ein 2 Minuten langes warmes Fußbad ein 10 Sekunden dauerndes kaltes Fußbad; diese Abfolge wiederholen Sie zwei- bis dreimal.

- Streifen Sie danach das Wasser von Ihren Beinen und Füßen ab, trocknen nur die Fußsohlen ab und ziehen sich sofort Baumwollstrümpfe an.

Nach der Anwendung Füße warm einpacken und sich ausruhen

- Ruhen Sie sich dann zugedeckt aus und genießen Sie das Wärmegefühl, das Ihren ganzen Körper durchströmt.

Bitte beachten Sie

Wenn Sie mit Venenleiden oder Venenentzündungen zu kämpfen haben, darf das Wasser für das warme Fußbad nur bis zum Knöchel reichen.

Wickel bei Fieber und Entzündung

Kalte Wickel gehören ebenfalls zu den bewährten Heilmitteln der Kneipp-Therapie. Ihre intensive Wirkung hängt mit dem Temperaturreiz des Wassers sowie mit der Dauer der Anwendung zusammen: Nur etwa 5 Minuten lang angelegt, entzieht er dem Körper Wärme wie beispielsweise bei Fieber. Legt man den Wickel etwa 20 Minuten lang an, hat er einen entzündungshemmenden, gewebsstraffenden Effekt, wirkt kräftigend auf die Venen und beruhigt das vegetative Nervensystem. Aufgrund dieser Reaktionen, die kalte Wickel im Körper hervorrufen, können Sie sie als fiebersenkendes Mittel bei Infektionskrankheiten einsetzen. Er hilft aber auch bei Überhitzungszuständen, wie sie häufig im Sommer oder nach zu starker Sonnenbestrahlung auftreten. In diesen Fällen kann der Wickel mehrmals hintereinander im Abstand von 10 bis 15 Minuten angelegt werden. Nach Rücksprache mit dem Arzt können Sie die kalten Wadenwickel außerdem bei Venenentzündungen, Prellungen und Blutergüssen am Bein einsetzen.

So wird's gemacht

▶ Wadenwickel werden im Liegen durchgeführt. Besorgen Sie sich folgende Hilfsmittel:
- 2 Leinentücher, 30 x 70 cm,
- 2 Zwischentücher aus Baumwolle, 35 x 70 cm,
- 2 Wolltücher, 30 x 70 cm.

Das Zwischentuch aus Baumwolle ist das breiteste der drei Tücher – es muß einige Zentimeter breiter sein als das innen liegende Leinentuch und das außen liegende Wolltuch.

▶ Tauchen Sie das Leinentuch in kaltes Wasser, wringen Sie es leicht aus und umwickeln Sie damit den Unterschenkel. Das Tuch muß ganz straff am Bein anliegen. Danach wickeln Sie das Zwischentuch und das Wolltuch fest um den Unterschenkel. An der anderen Wade verfahren Sie ebenso.

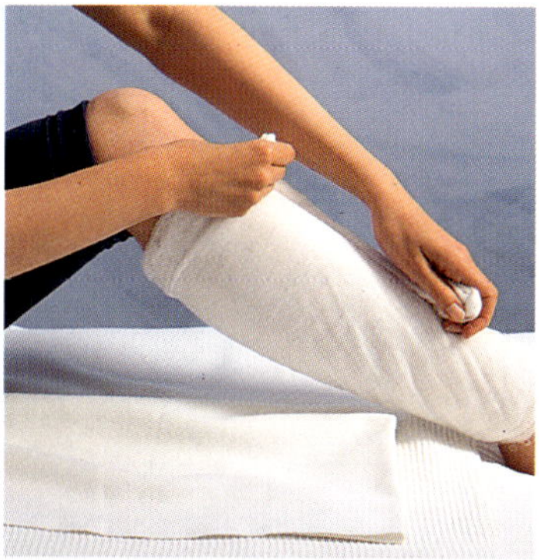

Achten Sie beim Wickeln darauf, daß die Tücher straff am Bein anliegen.

▶ Führen Sie die 5-Minuten-Anwendung zur Behandlung von Fieber und Überhitzung mehrmals hintereinander durch, aber nur so lange, bis Sie eine Senkung der Körpertemperatur um 0,5° bis 1° Celsius erreichen!

Wadenwickel wiederholen, bis das Fieber etwas sinkt

Wassertreten

Wassertreten, Tautreten und Schneegehen zählen zu den bekanntesten Kneippschen Anwendungen, weil sich damit viele positive Körperreaktionen erzielen lassen: Die Durchblutung der Gefäße wird gefördert, der Wärmehaushalt reguliert, das vegetative Nervensystem beruhigt, und der Körper wird abgehärtet, was ihn widerstandsfähiger gegenüber Krankheiten macht. Darüber hinaus werden die Beinvenen durch den Kältereiz gekräftigt, was insbesondere Menschen mit Venenleiden zugute kommt. Regelmäßiges Wassertreten, Tautreten oder Schneegehen hilft Ihnen, die Symptome von Wetterfühligkeit (Benommenheit, Erschöpfung, Druck im Kopf) und Streß zu lindern. Am Abend angewendet, hilft es gegen Schlafstörungen und gefäßbedingte Kopfschmerzen.

Regelmäßiges Wassertreten härtet ab und macht widerstandsfähig

Trinkkur und Wassertherapie im Alltag

So wird's gemacht

▶ Beim Wassertreten (Wassergehen) gehen Sie mit nackten Füßen im Storchenschritt (Beine dabei ganz aus dem Wasser heben) eine 1/2 bis 1 Minute lang im kalten Wasser. Die Wassertemperatur sollte 16° bis 18° Celsius betragen. Wassertreten läßt sich nicht nur in Wassertretstellen während einer Kneippkur, sondern ohne weiteres auch in der Badewanne machen.

Der Wechsel zwischen kaltem Wasser und wärmerer Luft erzeugt den heilsamen-Reiz.

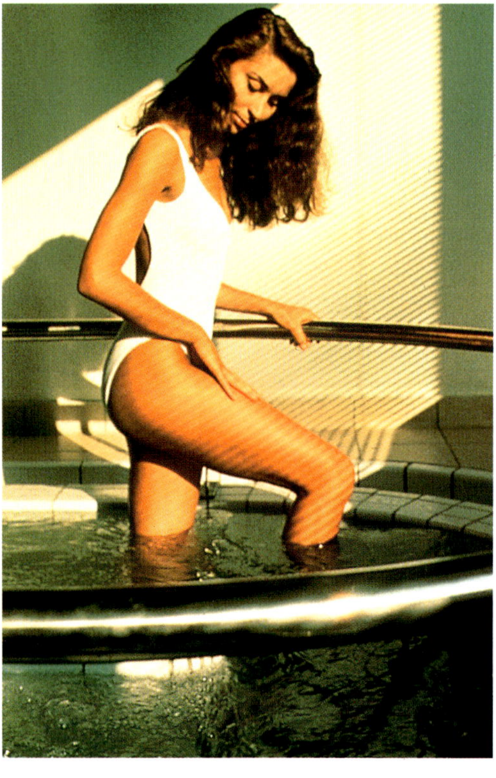

▶ Beim Tautreten gehen Sie mehrere Minuten mit nackten Füßen über nasses Gras (am besten morgens).

▶ Im frisch gefallenen Schnee können Sie ebenfalls therapeutisch ein paar Minuten mit nackten Füßen spazierengehen.

▶ Nach jeder Anwendung müssen Sie unbedingt für Erwärmung sorgen: Streifen Sie sich die Feuchtigkeit von den Füßen, ziehen Sie Strümpfe und Schuhe an, und sorgen Sie durch strammes Gehen dafür, daß Ihre Füße warm werden.

Bitte beachten Sie

Wassertreten, Tautreten oder Schneegehen dürfen Sie nicht anwenden, wenn Sie kalte Füße haben oder sehr kälteempfindlich sind. Außerdem besteht Anwendungsverbot bei akuten Infektionen der Harnwege, Ischias, Durchblutungsstörungen oder bei Krämpfen in den Beinen.

Sieben wirkungsvolle Kneippsche Anwendungen

Anwendung	Temperatur	Wirkungen und Anwendungsgebiete
Gesichtsguß	kalt (unter 18°C)	bringt geistige und körperliche Erschöpfung zum Verschwinden, erfrischt, belebt, verbessert die Durchblutung der Gesichtshaut
Armguß	wechselwarm (zuerst 36°, dann 18°C)	normalisiert niedrigen Blutdruck, regt allgemein an, hilft bei Erschöpfung, Abgeschlagenheit und Konzentrationsmangel
Schenkelguß	kalt (unter 18°C)	nervenberuhigend und schlaffördernd; entstauend und kräftigend für die Beinvenen
Armbad	kalt (12 bis 16°C)	beruhigt das Herz und überreizte Nerven; vertreibt Müdigkeit und Abgespanntheit
Fußbad	kalt (unter 18°C)	hilft beim Einschlafen; kühlt bei Überhitzungszuständen; lindert Krampfaderleiden bei überanstrengten Beinen; Soforthilfe bei Zerrungen und Prellungen im Bereich der Fußknöchel
Fußbad	warm (36° bis 38°C)	durchblutungsfördernd und entspannend bei Menstruationsbeschwerden; heilend bei Infekten im Nieren-Blasen-Bereich (Arzt vorher fragen!)
Fußbad	wechselwarm	reguliert den Wärmehaushalt; trainiert die Blutgefäße und stabilisiert den Kreislauf; wirkt gegen beginnende Erkältungen und chronische Infekte
Wadenwickel	kalt (18°C)	5 Minuten lang: fiebersenkend; 20 Minuten lang: entzündungshemmend, gewebsstraffend und kräftigend für Beinvenen; lindert Überhitzung bei zu starker Sonnenbestrahlung
Wassertreten Tautreten Schneegehen	kalt (unter 18°)	durchblutungsfördernd; beruhigend für vegetatives Nervensystem; fördert die Widerstandsfähigkeit des Körpers gegen Infekte

Zum Nachschlagen

Adressen, die weiterhelfen

Bade- und Trinkkuren

Kneipp-Bund e. V.
Bundesverband für
Gesundheitsförderung
(Dachverband aller rund
600 Kneippvereine)

Sebastian-Kneipp-Akademie
für Gesundheitspädagogik,
Internationale Konföde-
ration der Kneipp-Bewegung
(IKK) e. V.

Kneipp-Verlag GmbH
gemeinsame Anschrift:
Sebastian-Kneipp-Haus
Adolf-Scholz-Allee 6–8
D-86825 Bad Wörishofen

Verband Deutscher
Kneipp-Heilbäder und
Kneippkurorte
Postfach 1260
D-65520 Bad Camberg

Informationen über Kuren
(Thermaltherapie) in
Deutschland gegen DM 3,--
Rückporto beim
Deutscher Bäderverband e. V.
Postfach 190 147
D-53037 Bonn

Informationen über Thermalkuren in Frankreich:

Syndicat National
Etablissements Thermaux
de France
Tel.: 0033/1/47 20 45 25

Reiseveranstalter, die unter anderem Thermalwasser- und Thalasso-Kuren anbieten:

Internationaler
Kur-Dienst (IKD)
Waltherstr. 29 Rgb.
D-80337 München

La Fuente Urquell des Lebens
Individuelle Seminare und
Exkursionen
Postfach 600 434
D-81204 München

Fit-Ferien & Kuren
FIT Gesellschaft für
gesundes Reisen mbH
Ravensteinstr. 2
D-60385 Frankfurt

Informationen über Wasser, Mineral- und Heilwasser

Informationszentrale
Deutsches Mineralwasser
(IDM)
Meckenheimer Allee 67–69
D-53115 Bonn

Hier erhalten Sie eine Liste mit 70 Heilwasser-Marken, ihre wichtigsten Inhaltsstoffe sowie deren Wirkungen:

Verband Deutscher
Heilbrunnen e. V.
Kennedyallee 28
D-53175 Bonn

BUND Naturschutz e. V.
Kirchenstr. 88
D-81675 München

Video-Film über Wasser
»Unser tägliches Wasser«
(VHS-Video DM 78,--)
zu beziehen über:
Praxis Unterrichtsfilm
Joseph-Otto-Kalb-Str. 20
D-96052 Bamberg

Thalasso-Therapie

Thalasso-Kurzentren:

Institut de Thalassothérapie
F-56170 Quiberon

Biovimer
Marina Baie des Anges
F-06270 Villeneuve Loubet

Hotel Royal
6, Avenue Pierre Loti
F-44504 La Baule

Thalasso-Kosmetik:

Biomaris
Parallelweg 14
D-28219 Bremen

ITC Thalasso Skin Care
Daniela Becker
Grabenstraße 3
D-78733 Aichhalden

Daniel Jouvance
Kunden-Service
Küferstr. 8
D-73650 Winterbach

Thalasso Vital
Auf der Höhe 29
D-78048 Villingen

Produkte von Erno Laszlo
über Parfaro
Brandstücken 23
D-22549 Hamburg

Franziska Teebken
August-Horch-Str. 10
D-80777 München

Spezial-Brausekopf:
Fairway-Versand
Auf der Hüls 205
D-52012 Aachen

Wasseraufbereitung

Teststäbchen erhalten Sie beim Waschbär Umweltprodukt Versand
D-79093 Freiburg

Hersteller von Wasserfiltern:
BRITA Wasserfilter-System
Heinrich-Hertz-Str. 4
D-65232 Taunusstein

Bücher, die weiterhelfen

Arius, Claus: *Mineralwasser.* Heyne-Verlag, München

Assmann, Benedikt: *Lebenselixier Wasser.*Edition Schangrila, Holdenwang

Bettendorf, Heike: *Wassergymnastik.* Mosaik-Verlag, München

Bohlmann, Friedrich: *Schlank und fit ohne Diät.* Gräfe und Unzer Verlag, München

Collier, Dr. med. Renate: *Wie neugeboren durch Darmreinigung.* Gräfe und Unzer Verlag, München

Gutenbrunner, Christoph: Hildebrandt Gunther: *Handbuch der Heilwasser-Trinkkuren.* Sonntag-Verlag, Stuttgart

Kraske, Dr. med. Eva-Maria: *Wie neugeboren durch Säure-Basen-Balance.* Gräfe und Unzer Verlag, München

Naturmedizin heute. Der umfassende Ratgeber. Gräfe und Unzer Verlag, München

Schwarz, Aljoscha A.; Schweppe, Ronald P.: *Mit Wasser heilen.* Aurum-Verlag, Braunschweig

Stollenwerk, Alfred: *Wasserwerk. Wissenswertes über Mineralwasser, Quellwasser, Tafelwasser, Heilwasser.* Deutscher Fachverlag, Frankfurt/Main

Wagner, Günter; Peil, Johannes Dr.; Schupp, Gerhard: *Trink Dich fit. Handbuch für das richtige Trinken im Sport.* Pala-Verlag, Darmstadt

Will, Reinhold: *Geheimnis Wasser. Von heilenden und krankmachenden Wässern.* Knaur-Verlag, München

Sachregister

Impressum

Redaktion: Gabriele Hopf
Lektorat: Angela Hermann-Heene
Fotos: Bavaria/TCL: Seite 8; Bayersdorf AG/Nivea: Seite 43, 55, 64; Bildarchiv Preussischer Kulturbesitz, Holzstich nach einer Zeichnung von Rejchan, 1901: Seite 13; Brita-Filtersysteme: Seite 24; Barbara Bonisolli: Seite 26, 53, 83; Carina/Antje Pesel: Seite 74; Firma Grohe Armaturen: Seite 49, 50; Freundin/Michael Leis: Seite 61; Ifo-Bilderteam: Seite 21; Informationszentrale Deutsche Mineralwässer: Seite 79; Jahreszeitenverlag/Ch. Dahl: Seite 46; Jahreszeitenverlag/Lars Matzen: Seite 56; Jahreszeitenverlag/Teubner: Seite 57; Jahreszeitenverlag/Ralph Hartmann: Seite 63; Daniel Jouvance: Seite 62, 90; Michael Leis: Seite 38, 73, 76/77; Thomas von Salomon: Seite 85, 89; Studio Schmitz: Seite 28/29, 35, 37, 40, 44, 70/71; Tony Stone/Chris Harvey: Seite 6/7; Tony Stone/Andre Perlstein: Seite 17; Studio Teubner: Seite 31; Zefa/K u. H. Benser: Seite 11; Zefa/Eisele: Seite 69
Illustrationen: Martin Scharf
Layout und Umschlaggestaltung: Heinz Kraxenberger
Gesamtherstellung: BuchHaus Gigler GmbH
Lithos: Fotolito Longo, I-Frangart
Druck und Bindung: Appl, Wemding

Wir danken den Firmen Daniel Jouvance, Paris, Beiersdorf A.G und der Informationszentrale Deutsche Mineralwässer für die Leihgaben an Bildmaterial

ISBN 3-7742-3385-3

Auflage	4.	3.	2.	1.
Jahr	2000	99	98	97